AF747722

Éthique et pratique médicale
fondée par Richard Moreau
Collection dirigée par Roger Teyssou

La collection « Éthique et pratique médicale » est une tribune qui permet à tous les acteurs du monde de la santé, professionnels, enseignants, administrateurs, économistes et patients d'exposer leurs opinions, de décrire leur expérience et de proposer des solutions aux problèmes posés par une profession en pleine mutation, et ce en toute indépendance et en conformité avec la déontologie et les bonnes pratiques médicales.

Dernières parutions

Philippe VIARD, *On n'est jamais assez vieux pour faire un mort, Repenser les soins pour les personnes dans les services de longue durée*, 2021.
Justine DIEHL, *Vaccins, Entre méfiance et adhésion*, 2021.
Jean-Yves DE LA CAFFINIÈRE, *50 ans de pratique chirurgicale. Pensées parallèles,* 2021.
David LERICHE, *Equilibre et motricité chez les personnes âgées, la liaison œil-pied*, 2020.
Bernard JURTH, *Vivre mieux à tout âge grâce à l'ostéopathie, Suivi de Journal d'un voyage aux sources de l'ostéopathie*, 2020.
Claire GRAND, *Les maladies expliquées aux enfants. Microbes et compagnie,* 2020.
Khadija Chahraoui & Antoine Bioy, *Corps et Traumatismes Théories et sens de la maladie*, 2018.
Jean-Yves DE LA CAFFINIÈRE, *La prise de décision médicale, Un art ou une science ?*, *Essai*, 2019.
Élodie PETITJEAN et Olivier PETITJEAN (dir.), *Histoire de la relation médecin-malade. Analyse autour des concepts d'information, de consentement et d'autonomie du patient*, 2018.
Philippe LIVERNEAUX, *Live Surgery. Alerte sur une pratique médicale dangereuse*, 2018.
Dr Jean-Marc ISRAËL, *L'information du patient en médecine nucléaire. Dire et comprendre*, 2018.

CHOIX ET MÉDECINE

© L'Harmattan, 2021

5-7, rue de l'École-Polytechnique, 75005 Paris

http://www.editions-harmattan.fr

ISBN : 978-2-343-23531-8
EAN : 9782343235318

Jacques Mornat

Choix et médecine

Des engagements responsables

L'Harmattan

Du même auteur

Ostéopathe ostéopathie. Ambiguïtés juridiques et scientifiques ; difficultés organisationnelles. *Médecine et droit.* Novembre – décembre 2008 – page 184 – 188.

Les praticiens hospitaliers plein temps et le cumul d'activité. Le rôle de l'ordre des médecins. *Médecine et droit.* Septembre – octobre 2016 – page 109 – 116. En collaboration avec Céline Mornat.

Mémento d'exercice médical : de l'empathie à la maltraitance. Responsabilité et conflits. *LEH éditions.* Novembre 2017.

Argent et médecine. *L'Harmattan.* Mai 2019

Médecine partagée ou le monopole fracturé. *L'Harmattan.* Décembre 2020.

A Josiane ma compagne

A mes enfants Mathias, Céline, Thomas.

A mes amis du CNOM,
Henri Zattara, l'effervescence
Jean Lebrat, le calme
Jean Marie Faroudja, le sage qui a bien voulu
me relire. Merci

AVANT-PROPOS

L'exemple de la pandémie covid 19 est assez parlant pour démontrer que les choix sanitaires entrainent des conséquences majeures sur les populations exposées et leurs contaminations éventuelles

Il ne sera pas question ici de dauber sur l'action publique au jour le jour lors d'une pandémie qui est du domaine des infectiologues, des gestionnaires et des politiciens et pour laquelle nous n'avons aucune pertinence.

Tout au plus peut-on rappeler à cette occasion l'importance d'anticiper et faire les bons choix loin en amont pour en minimiser au maximum les effets pervers ultérieurs.

Notre propos, loin de l'événementiel, veut insister sur l'importance que le fait de choisir et/ou de ne pas choisir puisse avoir un retentissement parfois lointain sur la Médecine, le Médecin et le Patient, autrement dit sur le soin, les soignants et les soignés.

INTRODUCTION

Choisir c'est préférer mais c'est aussi renoncer. Un choix parfois binaire c'est-à-dire à une seule alternative, mais qui peut aussi en proposer plusieurs.

En matière de santé les choix sont souvent lourds de conséquences qu'il s'agisse de décisions de santé publique engageant une population, un territoire ou une nation ; plus simplement de décisions sanitaires ou médicales où le rapport bénéfice- risque demeure fondamental.

Sur le plan plus restreint des professions de santé et plus particulièrement médicales nous voulons attirer l'attention du lecteur sur l'importance des choix tant dans le déroulé d'une carrière que dans le quotidien de l'exercice professionnel. Ainsi, le choix pour une personne d'embrasser telle ou telle profession de santé va retentir sur son quotidien tout au long de sa carrière l'amenant à des choix quotidiens.

Il conviendra enfin de se tourner vers les patients leurs choix et leurs non-choix, leurs difficultés et leurs espoirs.

Ainsi envisagerons nous successivement :

-**Médecine et pouvoirs publics** : des choix qui obligent.

-**Médecine et médecins** : des choix qui engagent.

-**Médecine et patients** : le choix est-il toujours la règle ?

CHAPITRE I

MEDECINE ET POUVOIRS PUBLICS
Des choix qui obligent

S'il existe un certain nombre de contraintes auxquelles les pouvoirs publics doivent se plier, il n'en demeure pas moins qu'il leur est loisible d'intervenir puissamment sur l'organisation et le fonctionnement de la santé publique et de la médecine en France.

DES CONTRAINTES A RESPECTER

Si l'organisation de la médecine au sein de l'UE reste du domaine de chaque Etat, des accords existent pour assurer la libre circulation des personnes et des diplômes.

Une Médecine de haut niveau. La profession médicale qu'ont voulu les nations de l'Union européenne est de haut niveau (doctorat), de longue durée d'études, 9 à 12 ans selon les spécialités et reconnue équivalente dans chacun des pays membres.

L'exercice légal de la médecine. Le législateur français a défini les conditions d'exercice de la profession de médecin régie par le code de la santé publique qui énonce en son article L 4111-1, que nul ne peut exercer la profession de médecin en France s'il ne remplit trois conditions cumulées requises :

- **De diplôme** au niveau doctorat, comportant 3 à 5 années de formation spécialisante au sein des hôpitaux et en partie chez les praticiens libéraux en fonction de la spécialité recherchée.
- **De nationalité**, certes restrictive, mais adaptable en fonction d'accords entre États notamment ceux de l'UE.
- **D'inscription** à **l'Ordre des médecins** ce qui implique l'adhésion au code de déontologie médicale lui-même inscrit dans la loi.

Le respect des droits des personnes. Inscrit dans la loi 2002-303 en son article **1** : *Toute personne handicapée a droit quelle que soit la cause de la déficience, à la solidarité de* *l'ensemble de la collectivité nationale.* Et son article **3** ... *le droit fondamental à la protection de la santé doit être mis en œuvre par tous moyens disponibles au bénéfice de toute personne...* (Les professionnels doivent) *...développer la prévention, garantir l'égal accès de chaque personne, aux soins nécessités par son état de santé et assurer la continuité des soins et la meilleure sécurité sanitaire possible.*

L'assurance maladie et les engagements conventionnels qui permettent le fonctionnement au quotidien de la sécurité sociale et les rétributions des professionnels de la santé.

Il n'en demeure pas moins que les choix des pouvoirs publics, concernant la médecine en France, stratégiques ou conjoncturels, retentissent plus ou moins sur la profession médicale ou sur les patients, c'est du reste leur but.

LE CHOIX DU NOMBRE DE MEDECINS

Les pouvoirs publics ont la main sur le nombre de médecins puisque seuls ils fixent chaque année le nombre d'étudiants en médecine autorisés en Faculté de médecine. Toutefois cette décision suppose une anticipation sur 10 ans des futurs besoins en médecins soit la durée des études de médecine.

Quel nombre de médecins. Le nombre de médecins en exercice est la résultante du nombre de médecins formés dans le pays dont il faut retrancher ceux qui n'exercent pas ou plus la médecine et ceux partis exercer ailleurs et auxquels il convient d'ajouter les médecins importés, de droit pour ceux formés au sein de l'UE, et sur autorisation cas par cas pour ceux provenant d'ailleurs.

Le nombre de médecins idéal est celui qui répond aux besoins. Quels besoins ? Ceux des populations. Les déserts médicaux ne sont pas un rêve de l'esprit non plus que les désordres répétés dans les services d'urgences. On peut affirmer qu'il n'est, en l'état, pas susceptible de remplir les engagements du pouvoir décisionnaire. Preuves en sont les efforts désespérés des maires, ARS et assurance maladie pour que des médecins généralistes reviennent sur les territoires désertés et les difficultés de patients pour être examinés dans des délais raisonnables par un praticien de quelque spécialité soignante qu'il soit. Que dire devant une pandémie désorganisant tout le système...

Facteurs limitants des interventions politiques ou réglementaires portant sur le nombre de médecins.

Au sein de l'UE, la formation médicale est harmonisée avec réciprocité des diplômes permettant ainsi dans les meilleures conditions la libre circulation des personnes patients ou soignants mais susceptible de contrarier toute restriction nationale unilatérale sur la quantité de diplômés formés.

Au niveau national un autre facteur limitant est l'accessibilité au sein des facultés de médecine à un enseignement de qualité pour les étudiants. Rappelons toutefois qu'en 1969 on avait bien su créer de nouvelles facultés aussi bien à Paris qu'en province.

Nul ne peut actuellement contraindre un médecin diplômé à exercer cette profession pas plus en libéral qu'autrement : Tout praticien exerçant régulièrement en France a le droit de cesser sa pratique selon des règles fixées par l'Ordre professionnel, son statut ou son contrat dès lors que les conditions d'exercice ne lui conviennent pas ou plus.

Enfin, la formation disons l'*incubation* d'un médecin est en moyenne de 12 ans avant l'exercice effectif, eu égard aux sélections, redoublements, formations remplacements et spécialisations. C'est-à-dire que dans ce délai la personne, fille ou garçon, a le plus souvent fondé une famille sur le lieu de sa Faculté de formation figeant de ce fait les possibilités de mobilité.

Faut-il souligner enfin que le délai de formation d'un médecin représente deux législatures et demie d'un mandat de député : c'est rappeler le court terme de ces mandats versus le long terme des études de médecine.

Le nombre actuel. La population médicale en France est dans la moyenne de l'OCDE. On comptait au 1er janvier 2019 d'après le CNOM, **301 842** médecins inscrits — la barre des 300 000 est franchie, **40 464** de plus depuis 2010 soit **+15 %**. La France n'a jamais eu autant de médecins inscrits à l'Ordre des médecins. La part des médecins en activité régulière est de **197 685**. Mais la proportion des professionnels en activité régulière recule de plus de10 points depuis 2007 passant de **78 %** à **65 %** en 2018.

Autre enseignement majeur, la féminisation de la profession se renforce : les femmes représentent désormais **43 %** des médecins en activité régulière contre **38 %** dix ans plus tôt.

Le renouvellement des générations est insuffisant. La moyenne d'âge est de 50,4 ans, plus de 1 sur 4 est sexagénaire, 1 sur 5 a moins de quarante ans et 42 **%** seulement désormais exercent en libéral, soit moins de 1 sur deux : **L'exercice libéral n'est plus majoritaire en France.**

La répartition selon les spécialités est pour 100 000 habitants de **119** pour les généralistes et de **147** pour les autres spécialités.

Rappelons combien cette **densité est inégalitaire**, et ce depuis longtemps. Il y a 20 ans déjà le docteur Abenhaïm directeur général de la santé le soulignait dans son rapport [1] voyant se dessiner ces *déserts médicaux* qui affectent aujourd'hui aussi bien le premier recours des généralistes que les autres spécialités les unes après les autres, alors qu'ailleurs une concentration est mesurée. Force est de reconnaitre que les zones les plus dotées sont aussi celles les plus habitées.

Modifier le nombre des médecins. Des choix d'hier et de demain.

<u>Réduire le nombre de praticiens</u> soit par l'entrée soit par la sortie a pu paraître pertinent.

L'histoire récente du *numerus clausus* et du *MICA* est intéressante et peut être pédagogique.

---

[1] Rapport sur la démographie médicale. Juin 2001

— **1969** : Suite, aux événements de mai 68 furent créées de nouvelles Facultés de médecine tant en Ile-de-France qu'en province et un afflux de carabins en résulta au point qu'un numerus clausus parut nécessaire et fut créé dès 1971. Ainsi renaissait une propédeutique, mais cette fois sous forme de concours, et donc, non plus pour mettre à niveau, mais pour éliminer puisque près de 80 % d'échecs restait encore la norme jusque-là.

– **1972** : Le premier numerus clausus est fixé à **8 588** comme étant estimé le maximum pour les possibilités de formation des Facultés de médecine. Nombre de jeunes médecins presque tous tentés par l'exercice libéral vont certes mailler tout le territoire, mais cela va finir par inquiéter tant du fait d'une répartition inhomogène que par soupçon d'abus de soin.

– **1988 :** Vingt ans se sont passés et l'on instaure le **MICA** (Mécanisme d'incitation à la cessation d'activité) par la loi du 5 janvier 1988, permettant aux médecins de cesser leur activité avant l'âge de la retraite en échange d'une indemnité mensuelle substantielle jusqu'à l'âge théorique de la retraite sous condition de cesser toute activité. La cible visée était celle des généralistes libéraux jugés trop nombreux à l'époque. Plus de 10 000 médecins en bénéficièrent, mais la cible fut en partie manquée, car les spécialistes furent relativement les plus nombreux à s'en prévaloir.

– **1993 :** Étiage du numerus clausus réduit à **3500** places. Cette même année, la *Documentation française* publie sous la coordination de Raymond Soubie "*Santé 2010* ». Ouvrage réunissant de nombreux experts, celui-ci pour ce qui concerne la démographie médicale n'avait qu'une seule idée directrice : restreindre par tous les moyens l'offre médicale prescriptive : promotion appuyée du MICA, réorientation des médecins en santé publique, en médecine du travail ; quant aux hôpitaux *mais faut-il vraiment pourvoir tous les postes vacants ?* Quant à la féminisation croissante déjà perçue, elle est encouragée *pour le seul fait d'une moindre activité*, estimée à 40 % à l'époque... La gestion démographique ne s'entend qu'au sens de gérer la *surabondance des effectifs* et *déterminer le nombre prévisionnel de départs à provoquer* tant il paraît que *maitriser les coûts c'est réduire le volume des actes et par conséquent celui des acteurs.*

On pouvait s'inquiéter d'une aussi courte vue dans cet ouvrage d'autant que les courbes laissaient déjà prévoir une pénurie à venir [2]

– **2003 :** 10 ans plus tard en effet tout aura changé. Nouveau reflux : La loi de financement pour 2003 prend acte de la nouvelle situation. Il est décidé de mettre fin au MICA à la date butoir du 31/12/2004, d'encourager cette fois la reprise d'activité des professionnels l'ayant cessé, et de remonter le numerus à **8500 places** pour 2003.

– **2010 :** Le rapport Poltron *quel système de santé à l'horizon 2020* ne se prononce nullement sur le nombre de médecins nécessaires et ne s'inquiète que de leur répartition et des moyens organisationnels de faire face à la pénurie annoncée. Le sous-titre est évocateur : *rapport préparatoire au schéma de services collectifs sanitaires.*

– **2020 :** Cette année, le numerus clausus est à **9361 places**, mais son existence s'achève. Il disparaît en tant que tel dès 2021. Actuellement, on encourage l'activité des retraités et l'on cherche partout non seulement des généralistes, mais toutes les spécialités sont en manque et les actifs sont tous surmenés jusqu'aux internes en formation.

<u>Accroître le nombre de praticiens est une pratique devenue aussi habituelle</u>. **Ils sont choisis sur le champ** sans l'inertie de la durée des études en France et c'est plus économique puisque leur formation est déjà assurée pour l'essentiel par le pays formateur.

Depuis fort longtemps disons deux générations les recrutements hospitaliers en déficit de candidats surtout dans les spécialités chirurgicales du fait de la faiblesse considérable des revenus comparés à ceux des libéraux s'étaient vus autorisés à exercer des praticiens de formations extérieures à l'UE avec des statuts d'*associés* moins rémunérés et longtemps exorbitants des règles ordinales. Ce n'est un secret pour personne que sans ces personnels dévoués et, disons-le, exploités, de nombreux services hospitaliers y compris au sein des CHU n'auraient pu fonctionner correctement, peut-être est-ce parfois encore le cas. Un certain nombre d'entre eux ont fait de belles carrières. Il n'est

[2] Assises du CNOM. Juin 2004. L'exercice à l'horizon 2020. Rapport J. Mornat

pour s'en persuader que de compulser les patronymes des praticiens dans les hôpitaux français d'aujourd'hui. Merci à eux d'être venus nous soigner et pour certains d'entre eux d'être parmi les professeurs les plus reconnus dans leur discipline.

Pour tenter de lutter contre les territoires désertés, on a recours à des importations de médecins étrangers. Lorsqu'il s'agit de médecins diplômés au sein de l'UE (Royaume Uni compris jusque-là), la réciprocité des formations permet la libre circulation des médecins en son sein. Pour ce qui est des diplômes hors UE, l'autorisation d'exercer est soumise à une décision administrative personnelle en fonction de la formation du candidat.

Médecins nés à l'étranger : C'est un phénomène important, **19,6 %** soit un sur cinq des médecins inscrits à l'Ordre sont nés outre France, dans un pays européen ou extra européen (les 3/4 hors de l'Union européenne), soit **54 168** médecins **sur 276 354** médecins :) recensés au tableau de l'Ordre des médecins en 2014. **-40 354** avaient une activité régulière dont **10 146** nés dans l'UE et -30 308 nés en dehors. Accroissement donc de **10,4 %** de 2007 à 2014 et croissance continue prévue jusqu'en 2020 du fait de l'arrivée massive entre 2007 et 2014 des natifs de l'UE **(+ 58,9 %). 22 565** sont diplômés de l'UE ou hors Europe. Cette population s'est accrue de **60 %** ces **7** dernières années. Environ **80 %** exercent une activité régulière. **44,2 %** de ces médecins sont de nationalité française et **31,2 %** sont naturalisés.

Ces professionnels sont majoritairement des hommes quinquagénaires bien que leur profil diffère sensiblement selon leur pays d'origine : la moitié des médecins nés dans l'Union européenne sont ainsi des femmes alors qu'elles représentent seulement un tiers des effectifs nés hors de l'UE.

Et qui pour demain ? Mais cela ne rend pas compte des besoins de la population. En réalité l'apparition progressive de ces *déserts médicaux* n'est que l'aboutissement d'une disparité régionale complexe qui dans l'ensemble semble suivre les transferts de population. Dépopulation du nord et du centre et repopulation du sud-est et du littoral ouest. Dépopulation des ruralités et repopulation des métropoles.

Qu'en est-il pour la densité médicale ? On rappelle que la densité des médecins généralistes devenus spécialistes est inférieure à celle des autres spécialistes : 119 contre 147 pour 100 000 Hab. Cela résulte pour une part de la durable **désaffection pour la médecine générale** chez les internes et traduite notamment par l'incomplétude chronique lors des choix de l'ECN, mais pour une part aussi par la création de spécialités nouvelles telles que médecine d'urgence, santé publique, médecine du travail, allergologie, médecine vasculaire jadis compatibles avec l'exercice de la médecine générale (les *ex-compétences*) désormais devenues exclusives.

Considérant la médecine générale : **La situation ne va pas s'améliorer dans l'immédiat**. On rappelle que le nombre de généralistes diminue d'année en année et va encore diminuer pendant plusieurs années. [3]

L'après *numerus clausus*... ? Le réel besoin de soignants ne peut qu'aller vers un accroissement du nombre de médecins de toutes spécialités notamment généralistes ou de premier recours.

L'accès à la médecine restera néanmoins très sélectif. Bien entendu ce n'est pas pour autant que l'accès aux études de médecine et plus largement de santé sera ouvert à tous les bacheliers, et ce pour plusieurs raisons :

- Les études de médecine sont très longues : plus de 10 ans en moyenne avant le plein exercice ce qui suppose un caractère solide et persévérant.

-Elles sont coûteuses pour les étudiants et/ou leurs familles, mais plus encore pour la collectivité qui assume la charge de la formation de ses médecins. Les formations doivent être en adéquation avec les besoins prévisibles des médecins tant en nombre qu'en spécialités, mais sans obérer les comptes de la Santé.

-Elles sont difficiles, à la fois théoriques et pratiques et demandent une disposition d'esprit tournée vers les autres. On

[3] Atlas démographique du CNOM 2017.

entend l'intention de la loi de prôner un élargissement de l'assiette sur le plan sociologique et psychologique.[4]

CHOISIR DE MODIFIER LES CONDITIONS D'EXERCICE

LES DROITS INITIALEMENT RECONNUS AUX MEDECINS furent énumérés par le code de la sécurité sociale en son article L 162-2 : *Dans l'intérêt des assurés sociaux et de la santé publique, le respect de la liberté d'exercice et de l'indépendance professionnelle et morale des médecins est assuré conformément aux principes déontologiques fondamentaux que sont le libre choix du médecin par le malade, la liberté de prescription du médecin, le secret professionnel, le paiement direct des honoraires par le malade, la liberté d'installation du médecin, sauf dispositions contraires en vigueur à la date de promulgation de la loi n° 71-525 du 3 juillet 1971.*

L'épreuve du temps a remis en cause nombre de ces droits jusqu'alors reconnus et l'exercice dans le cadre de la convention a entrainé des RESTRICTIONS DU CARACTÈRE LIBÉRAL qui portent :

- <u>sur le libre choix</u> : l'omniscience du diplôme a vécu : sont privilégiés le premier recours et le parcours de soin, l'urgence, la compétence par spécialisations ;

- <u>sur la liberté de prescription</u> : concernant notamment les génériques, les prescriptions hors AMM, les médicaments à prescriptions réservées, leur coût ;

- <u>sur le secret professionnel</u> : dérogations concernant les AT et maladies professionnelles avec les CPAM et secret partagé avec le contrôle médical et dans le cadre du DMP avec les autres intervenants.

- <u>enfin sur le plan pécuniaire</u> cet exercice est encadré par la limitation des honoraires et sur le plan qualitatif par le contrôle

[4] Loi de santé 2019-774 du 24/07/2019

de l'activité conformément aux accords conventionnels liant les syndicats médicaux et la sécurité sociale.[5]

VERS DE NOUVEAUX PRESCRIPTEURS. De nouveaux choix récents ont vu le jour pour tenter d'améliorer l'accès aux soins de tous.

Les délégations de tâches

Transfert ou délégation : La confusion des termes est fréquente même chez ceux censés s'en soucier, médecins comme juristes. Le transfert est l'acte par lequel on déclare transporter à un autre la propriété d'une action [Littré]. En l'occurrence conférer à un autre professionnel de santé le droit à tel acte jusqu'ici réservé au seul médecin.

La raison d'être d'un tel statut c'est le constat que malgré l'augmentation des médecins sur le territoire, les généralistes diminuent, et que l'inadéquation de la présence du médecin traitant, sur l'ensemble du territoire – les déserts médicaux — se confirme. La tendance persiste à la baisse des vocations de généralistes **un sur quatre aujourd'hui (55 908 sur 217 402 en 2019**), et leurs souhaits préférentiels du salariat ou d'un exercice moins intensif.

Parallèlement la population à soigner augmente et vieillit ce qui va multiplier **les pathologies chroniques** [6] nécessitant surveillance, prévention et éducation thérapeutique plutôt que diagnose. Et les diabétologues, gériatres, psychiatres et autres cardiologues le confirment.

Cette idée a concerné et concerne toujours les auxiliaires les plus nombreux à savoir le monde infirmier : c'est une population où l'intérêt pour les autres perdure et souvent le lieu où des rêves de médecin se sont évanouis pour diverses raisons. Il est bienvenu que les projets de réforme des études médicales veuillent accueillir un contingent provenant de ce milieu. Elle

---

[5] Convention nationale 2016-2021. Ameli.fr

[6] Les maladies chroniques. *20 millions de Français concernés*. Pr. Grimaldi et Coll. Mars 2017. Odile Jacob

concerne aussi les autres auxiliaires médicaux[7] notamment les kinésithérapeutes et orthoptistes

Le recours aux pharmaciens est moins ancien à la fois motivé par l'implantation territoriale généralisée des officines, mais aussi par une compétence initiale de qualité et aussi peut-être venir en aide aux petites pharmacies justement dans les territoires fragiles.

LES PHARMACIENS PRESCRIPTEURS

L'article 59 de la loi n° 2018-1203 du 22 décembre 2018 de financement de la sécurité sociale pour 2019 a ouvert : *aux pharmaciens d'officine la possibilité d'effectuer les vaccinations dont la liste est fixée par arrêté du ministre chargé de la santé pris après avis de la Haute Autorité de santé. Pour 2019, cette liste limite l'acte à l'administration de la vaccination contre la grippe saisonnière aux personnes majeures, ciblées par les recommandations vaccinales en vigueur, à l'exception des personnes présentant des antécédents de réaction allergique sévère à l'ovalbumine ou à une vaccination antérieure.*

En outre selon cet article : *ils peuvent à la demande du médecin ou avec son accord,* ***renouveler périodiquement des traitements chroniques****,* ***ajuster, au besoin, leur posologie*** *et effectuer des bilans de médications destinés à en optimiser les effets ;*

... Peuvent proposer des conseils et prestations destinés à favoriser l'amélioration ou le maintien de l'état de santé des personnes...

Le décret n° 2019-357 du 23 avril 2019 relatif à la vaccination par les pharmaciens d'officine :

Met en place le régime de déclaration de l'activité de vaccination dans les pharmacies auprès des directeurs généraux des agences régionales de santé.

---

[7] Les professions d'auxiliaires médicaux regroupent : les infirmiers, les masseurs — kinésithérapeutes, les pédicures-podologues, les ergothérapeutes, les psychomotriciens, les orthophonistes, les orthoptistes, les manipulateurs en radiologie, les techniciens de laboratoire, les audioprothésistes, les opticiens lunetiers, les prothésistes, les orthésistes et les diététiciens

Fixe également les modalités de traçabilité de la vaccination par les pharmaciens et de transmission des informations au médecin traitant.

Un honoraire de vaccination a été créé par l'avenant 16 de la convention pharmaceutique (**6,30 €** HT en France métropolitaine et **6,60** € HT pour les départements et les collectivités d'outre-mer). On remarquera que pratiquée par un médecin lors d'une consultation à 25 € la différence est considérable. D'autre part la loi sous réserve d'arrêtés envisage d'autoriser d'autres vaccinations. La pandémie covid 19 en est l'exemple en cours.

Dès lors et les pharmaciens l'ont bien compris ils devront préalablement à une vaccination non prescrite par un médecin **réaliser une consultation** qui va prendre du temps pour vérifier que le vaccinable est bien celui qu'il dit, et qu'il entre dans la catégorie visée et ainsi engager leur responsabilité : des honoraires leur paraîtront justifiés. On voit ainsi se profiler un nouvel exercice de la médecine jusqu'alors illégal.

L'article 30 de la loi du 24 07 2019 : Entrée en vigueur le 1er janvier 2020. La loi autorise désormais le pharmacien à délivrer certains médicaments …*Les pharmaciens peuvent, dans le cadre de protocoles inscrits dans le cadre d'un exercice coordonné délivrer pour certaines pathologies, et dans le respect des recommandations de la Haute Autorité de santé, des médicaments dont la liste est fixée par arrêté, pris après avis de la Haute Autorité de santé.*

Un décret fixe les conditions de formation préalable des pharmaciens et les modalités d'information du médecin traitant.

De même... *Le pharmacien peut, en cas de rupture de stock d'un médicament d'intérêt thérapeutique majeur remplacer le médicament prescrit par un autre médicament conformément à la recommandation établie, après consultation des professionnels de santé et des associations d'usagers du système de santé agréées par l'Agence nationale de sécurité du médicament et des produits de santé et publiée sur son site internet.*

L*orsque le pharmacien procède au remplacement du médicament prescrit, il inscrit le nom du médicament qu'il a* *délivré sur l'ordonnance et informe le prescripteur de ce remplacement.*

On notera qu'il s'agit de délivrance de médicaments, spécificité du pharmacien, qui consiste à remplacer un médicament prescrit par le médecin et à le remplacer par un autre en cas de rupture de stock — un princeps par un générique — cela fonctionnait déjà. En revanche lorsque sera délivré *un médicament d'intérêt thérapeutique majeur,* les *modalités d'information du médecin traitant* paraissent essentielles. Transfert ou délégation peu importe l'intérêt du patient est primordial.

PROFESSIONNELS DE SANTE PRESCRIPTEURS

Les infirmières et infirmiers. Depuis la loi du 19/12/2007, l'infirmière ou l'infirmier **pouvait effectuer certaines vaccinations, sans prescription médicale**, dont la liste, les modalités et les conditions de réalisation sont fixées par décret en Conseil d'État, pris après avis de la Haute Autorité de santé.

Depuis la loi du 21/07/2009. L'infirmière ou l'infirmier **était autorisé à renouveler les prescriptions,** datant de moins d'un an, de **médicaments contraceptifs oraux**,

Depuis la loi du 24/07/2019, dans un protocole l'infirmier ou l'infirmière **est autorisé à adapter la posologie de certains traitements pour une pathologie donnée et dans certaines conditions.**

Les orthoptistes. L'orthoptiste peut **prescrire ou, sauf indication contraire du médecin**, **renouveler** les prescriptions médicales des dispositifs médicaux d'orthoptie. **Il peut adapter, dans le cadre d'un renouvellement,** les prescriptions médicales initiales des verres correcteurs et des lentilles de contact oculaire, sauf opposition du médecin.

Les kinésithérapeutes. Depuis la loi du 26/01/2016. Lorsqu'il agit dans un but thérapeutique, le masseur-kinésithérapeute *pratique son art sur prescription médicale et* ***peut adapter****, sauf indication contraire du médecin,* ***dans le cadre d'un renouvellement,*** *les prescriptions médicales initiales* *d'actes de masso-kinésithérapie datant de moins d'un an, dans des conditions définies par décret.*

***Il peut prescrire**, sauf indication contraire du médecin, les **dispositifs médicaux nécessaires** à l'exercice de sa profession. La liste de ces dispositifs médicaux est fixée par arrêté des ministres chargés de la santé et de la sécurité sociale, après avis de l'Académie nationale de médecine.*

Les masseurs-kinésithérapeutes peuvent prescrire des substituts nicotiniques

LA PRATIQUE AVANCEE.

Ce statut est créé par l'article CSP L 4301-1 : dans la loi 2016-41 du 26 janvier 2016. Nouveau statut hybride entre médecin et infirmier, la "*pratique avancée*" va permettre aux infirmiers de réaliser des actes jusque-là dévolus aux seuls médecins ; elle justifie du niveau master soit bac + 5. Elle va marquer une étape importante dans le partage du monopole d'exercice médical. C'est au demeurant <u>une délégation</u>

Les auxiliaires médicaux relevant des titres Ier à VII **37** *du présent livre* ***peuvent exercer en pratique avancée :***

*1° au sein d'une équipe de soins primaires coordonnée par **le médecin traitant** ou d'une équipe de soins d'un centre médical du service de santé des armées coordonnée par un médecin des armées ;*

*2° au sein **d'une équipe de soins** en établissements de santé, en établissements médico-sociaux ou en hôpitaux des armées **coordonnée par un médecin** ;*

*3° en **assistance d'un médecin spécialiste**, hors soins primaires, en pratique ambulatoire.*

En tout état de cause il s'agit bien là **d'une délégation** qui reste contrôlée par un praticien. On note que si le statut d'infirmier sera le plus souvent en cause eu égard au nombre de diplômés il est plausible pour tous les auxiliaires médicaux

La pratique avancée vise un double objectif : **améliorer l'accès aux soins ainsi que la qualité des parcours** des patients en réduisant la charge de travail des médecins sur des pathologies ciblées.

En outre, la pratique avancée favorise la diversification de l'exercice des professionnels paramédicaux et débouche sur le développement des compétences vers un haut niveau de maitrise. Le travail de l'infirmier en pratique avancée (IPA) sera donc pleinement reconnu.

Parmi les législateurs et les professionnels d'aucuns ont proposé de donner plus d'autonomie à ce nouveau statut et de ressusciter sous une nouvelle forme l'*officier de santé* de jadis.[8] Il se serait agi alors véritablement d'un transfert de compétence. Bien qu'en ce qui concerne la santé les états européens restent souverains il n'empêche qu'une telle ouverture serait problématique face aux accords européens sur le haut niveau des diplômes et leur libre circulation. Pour l'heure ce projet n'a pas recueilli de soutien législatif.

Néanmoins une réflexion peut être menée sur le sujet. La profession d'infirmier(e) est à bac + 3 celle de pratique avancée à bac+5 et celle de médecin généraliste à bac+9. Faudrait-il alors structurer une pratique super avancée à bac+7, nouvel officier de santé, et dès lors programmer un double accès à l'exercice médical soit par la filière universitaire habituelle soit par une formation du type professionnel de santé prolongée ?

FAVORISER LA TELEMEDECINE

Selon le code de santé publique (art. L.6316-1), elle est *une forme de pratique médicale à distance utilisant les technologies de l'information et de la communication.* Loi n° 2009-879 du 21 juillet 2009.

C'est une autre manière de soigner, avec les mêmes exigences de qualité et de sécurité que des actes classiques. La télémédecine peut effectuer la plupart des actes médicaux. Elle permet en effet :

D'établir un diagnostic

D'assurer, pour un patient à risque, un suivi dans le cadre de la prévention ou un suivi post thérapeutique

De requérir un avis spécialisé

---

[8] Novembre 2020.Stephanie Rist. Députée. *Proposition de loi pour une profession médicale intermédiaire.*

De préparer une décision thérapeutique

De prescrire des produits, de prescrire ou de réaliser des prestations ou des actes

D'effectuer une surveillance de l'état des patients.

Elle reste pour l'heure **tributaire du réseau de couverture informatique du territoire** pour encore un certain temps. Il n'est pas évident non plus que l'écoute et l'empathie du professionnel à distance soit toujours idoine. Diagnostiquer Alzheimer, cancer, tare familiale, séroconversion au VIH, etc. est possible au télémédecin mais l'apprendre au patient est d'un autre registre. C'est pourquoi si elle n'a pas pour objectif de remplacer les actes médicaux en présentiel elle ne leur est que complémentaire. La télémédecine doit reposer sur un projet médical répondant à des priorités et aux besoins de la population d'un territoire et des professionnels de santé en s'intégrant au sein d'un parcours de soins.

Il n'en reste pas moins que la télémédecine est appelée à **jouer un rôle grandissant** dans les activités médicales :

Pour des raisons structurelles surtout: En effet, elle permet une meilleure prise en charge au plus près du lieu de vie des patients et contribue aux prises en charge coordonnées par les professionnels de santé et les professionnels du secteur médico-social. Elle constitue aussi un facteur d'amélioration de l'efficience et de l'organisation des soins notamment dans les maladies chroniques, le vieillissement et les contraintes budgétaires.

Pour les raisons conjoncturelles évidentes que constituent les difficultés d'accès aux soins des zones en déficits médicaux, des personnes isolées ou en établissements : EHPAD, maisons de retraite, centres spécialisés divers.

La télémédecine est désormais entrée depuis 2018 dans le droit commun des pratiques médicales. Plus encore au cours de cette pandémie de covid 19 et bientôt avec la 5G.

5,5 millions. C'est le nombre de téléconsultations remboursées entre mars et avril 2020 par l'Assurance Maladie. De quelques milliers par semaine avant les mesures de confinement début mars 2020, le nombre moyen hebdomadaire de téléconsultations a atteint, au plus fort de la crise sanitaire, près d'un million. A leur niveau le plus haut entre le début et la fin avril, les téléconsultations ont ainsi représenté jusqu'à **27 %** en moyenne de l'ensemble des consultations (physiques et à distance). De fait, la pratique de la télémédecine, en particulier de la téléconsultation s'est nettement imposée pendant l'épidémie afin d'en limiter la propagation.[9]

CHOISIR D'INTERVENIR SUR LA LIBERTE D'INSTALLATION.

La liberté d'installation est désormais remise en question. Bien qu'à nouveau réaffirmée par le pouvoir actuel [10],
il n'en est pas moins vrai qu'elle soit discutée au sein même des deux chambres législatives et de la Cour des comptes

Le motif premier de cette intervention est plus lié à la recherche de la lutte contre les zones sous équipées qu'à promouvoir des économies, encore qu'un accès plus pertinent aux soins ne soit pas d'évidence un surcoût.

Argument aussi préconisé serait que la collectivité qui paie les études de médecine serait en droit de décider qui peut s'installer et surtout où.

Une telle restriction pourrait revêtir plusieurs aspects.

L'obligation temporaire d'exercer dans des territoires sous dotés avant de choisir librement son installation. Le risque serait le refus généralisé de l'installation en mode libéral qui n'est déjà pas très en vogue chez les jeunes diplômé(e)s et à laquelle on ne peut contraindre, en effet personne et qui amènerait à devoir équiper tous ces territoires de maisons de santé aux équilibres financiers très incertains, aux frais de la collectivité. De plus, on assisterait à des rotations fréquentes de praticiens salariés et surtout de praticiennes puisque bientôt plus nombreuses que les hommes à *l'ancienneté* comme dans la

[9] rapport *Améliorer la qualité du système de santé et maîtriser les dépenses - Propositions de l'Assurance Maladie pour 2021*
[10] PLFSS 2021 Discussion au Sénat. 15 Novembre 2020.

fonction publique et ce d'autant plus fréquemment que les postes seraient dans des zones difficiles d'accès ou de vie.

Le conventionnement sélectif a ses zélateurs. Il peut s'agir du contrôle des installations dans les régions bien dotées en n'autorisant le conventionnement qu'en échange d'une mise à la retraite complète. Ce qui ne manquerait pas de poser des problèmes de liste d'attente et de négoce des clientèles.

La suppression de l'exercice libéral, pour les médecins généralistes serait plus radicale encore, avec la généralisation du salariat ou d'un mode approchant qui permettrait théoriquement de résoudre le problème des déserts médicaux, mais en poserait d'autres, celui d'un statut ou d'un contrat, de la grille des salaires, des 35 heures, des RTT, de l'équilibre avec les hôpitaux publics, de l'avenir des autres spécialistes... et des établissements privés... Reviendrait-on sur le volontariat de la garde médicale ? Le libre choix aura-t-il alors définitivement vécu ? Et quid des objectifs financiers versus indépendance professionnelle ?

Il est intéressant à cet égard de rapporter l'avis de la Commission des comptes de la sécurité sociale en 2008.

« La diversité des modes de rémunération illustre le fait qu'aucun ne prévaut sur l'autre. La rémunération des médecins s'opère selon trois modes principaux non mutuellement exclusifs ; la rémunération à la capitation ou rémunération forfaitaire des praticiens en fonction des caractéristiques de leur patientèle (effectif, âge, état de santé), le paiement à l'acte et le salariat.

. La capitation est le mode dominant dans les systèmes de protection sociale centralisés qui reposent sur le principe de l'universalité et la gratuité des soins financés par l'impôt pour l'ensemble du territoire (Royaume-Uni, Espagne, Italie). Le paiement à l'acte prédomine dans les systèmes d'assurance sociale (Allemagne, France). Enfin, le salariat est prépondérant dans les systèmes nordiques, notamment en Suède. »

Demeure bien sûr aux pouvoirs publics le droit de transformer plus radicalement encore le mode d'exercice de la médecine en France. Mais l'apprenti sorcier devrait alors en assumer les conséquences pour les patients, les praticiens et les structures médicosociales existantes.

Si l'on a pour but de bien pourvoir le territoire d'une présence médicale accessible ce qui n'est plus le cas aujourd'hui il faut en passer par un accroissement du nombre de soignants et surtout qu'ils exercent justement là où ils manquent.

Mais en même temps il faut prendre en compte la féminisation bientôt majoritaire dans la profession et, ceci explique-t-il cela, le fait que le salariat en médecine soit aussi devenu majoritaire et majoritairement souhaité.

CHOISIR D'INTERVENIR SUR LA VALEUR DES ACTES.

En faisant le choix d'une catégorie de praticiens, de médicaments ou de produits de santé relève de la gestion comptable du budget de l'assurance maladie. En témoignent les passes d'armes redondantes entre les syndicats de praticiens sur la valeur de la consultation le fameux C à 25 euros et les récentes nouvelles consultations de valeurs plus importantes. [11]

Il convient de rappeler dans cet ordre d'idée l'établissement de la CCAM (classification commune des actes médicaux) par l'assurance maladie dans les années 1995 à 2005 pour un codage univoque de chaque acte technique et qui avait tenté de rapprocher les revenus des spécialistes notamment chirurgicaux

Aussi a-t-on vu diminuer à plusieurs reprises les tarifs de remboursement dans les actes de biologie ou de radiologie, tenant compte des avancées techniques permettant de contraindre les prix de revient de tel ou tel acte ou produit ou médicament devenu ainsi plus banal...et donc plus fréquent.

L'intervention doit être équilibrée et tenir compte notamment pour les libéraux, à la fois des investissements nécessaires dans des matériels de plus en plus sophistiqués et coûteux et de la règle de la majorité des droits de propriété laissés aux professionnels de santé dans leurs outils de travail.

Exemple pour la biologie :

---

[11] Convention nationale 2016-2021 : Consultation coordonnée : 30 €, à fort enjeu de santé publique : 46 €, très complexe à 60 €

En 2013 baisse de la nomenclature du **B** à 0,25 €
En 2017 révision à la baisse de 77 actes de biologie.
Ainsi pour la radiologie :
Déjà, en 1998 baisse du **Z** de 13,5
Baisse du **Z** en 2014 puis 2015
En 2017, baisse du forfait technique de 2 %.

C'est la même rationalité économique qui intervient ces temps-ci quant au déremboursement de médicaments jugés insuffisamment actifs, voire totalement inactifs (cf. la maladie d'Alzheimer) et qui a remis en cause la prise en charge de l'homéopathie.

CONCLUSION

Au total les pouvoirs publics jouent un rôle déterminant sur l'exercice médical. D'abord sur le nombre d'étudiants en médecine, mais avec un décalage de 10 ans pour les diplômes, et aussi pour agir plus rapidement lorsque le besoin s'en fait sentir, en faisant appel à des recours extérieurs et tout récemment, fracture du monopole d'exercice[12], appel aux pharmaciens et professionnels de santé ainsi qu'à la pratique avancée.

De même en jouant sur la liberté d'installation pense t'on pouvoir modifier la densité médicale. L'objectif prioritaire étant de rendre le créneau de généralistes mieux pourvu dans l'intérêt des patients qui en sont démunis.

Aussi en intervenant sur la valeur des actes pris en charge pour tenter de gérer au mieux le budget de l'assurance maladie et le PLFSS.

[12] *Médecine partagée ou le monopole fracturé.* Jacques Mornat. L'Harmattan

CHAPITRE II

MEDECINE ET MEDECINS : Des choix qui engagent.

CHOISIR DE DEVENIR MEDECIN :
Pourquoi ce choix

On peut à bon droit penser que vouloir devenir médecin c'est vouloir s'occuper des autres et leur apporter un service au moyen de son savoir.

On rappellera que si l'exercice de la médecine est un *service humanitaire* [13], le médecin exerce une mission « *dans le respect de la vie humaine, de la personne et de sa dignité* (art 2) », mais celle-ci n'est pas pour autant désintéressée puisque le médecin en exercice en tire habituellement sa subsistance et son rang social. D'où de possibles conflits d'intérêts et justifiant d'un code de déontologie.

De plus le doctorat en médecine conféré est désormais rattaché à une spécialité médicale déterminée seule susceptible d'être exercée. Celles-ci nombreuses et variées et pour un certain nombre d'entre elles, qui n'ont pas un immédiat rapport avec le soin du patient.

Pour autant on doit aussi considérer que cela ne représente pas ou plus la totalité des diplômé(e)s docteur(e)s en médecine : le doctorat en médecine qui reste un titre universitaire n'oblige aucunement son titulaire à exercer la profession de médecin : il lui est loisible d'en exercer toute autre de son choix ou même aucune.

Aussi doit on prêter attention au *conflit intérieur* [14]

En médecine, et chez chaque médecin, le « conflit intérieur » débute très tôt. Avant même qu'il ait commencé sa médecine. Car l'intérêt qu'on peut avoir pour la médecine est, d'emblée, conflictuel. Pourquoi veut-on devenir médecin ? Pour

---

[13] Déclaration de L'Association Médicale Mondiale en 1946.

[14] Martin Winckler. (Docteur Marc Zaffran). Le conflit intérieur. Blog 28 juin 2010.

quel type de raisons personnelles, familiales, sociales, conscientes ou inconscientes ? Il serait hypocrite ou naïf de prétendre que tous les étudiants en médecine veulent devenir médecins « pour soigner les autres ».

Selon l'auteur, à côté de la motivation "officielle" (vocation) il existe une motivation cachée (mobile) fonction de l'origine socioculturelle, du genre, de la manière de concevoir le soin, de sa propre spiritualité. (Peut être source de plus ou moins d'empathie).

C'est selon l'auteur un conflit d'intérêt précoce.

Combien sont choisis.

Plus de 300 000 médecins sont répertoriés en 2020 sur le territoire français dont un quart de retraités souvent encore actifs. Depuis 1969 [15] l'attrait pour les professions médicales n'a cessé d' attirer des candidats et, désormais plus encore, des candidates. En 2018-2019, c'est 59 257 étudiants qui se sont inscrits en PACES dont 17 957 étaient redoublants.

Pour cette année 2020, c'est 14 238 postes qui seront ouverts à la dernière PACES à raison de 8 832 pour la médecine, 3 177 pour la pharmacie, 1 231 pour dentaire et 998 pour la maïeutique.

Qui sont-ils ou elles [16] Nos futurs soignants seront des femmes aux études brillantes recrutées dans les couches aisées de la population

Désormais une large majorité de filles s'inscrivent en médecine. En première année, sept étudiants sur dix sont des filles, et six sur dix en deuxième année de médecine. Elles représentent 66 % des effectifs des médecins généralistes âgés de moins de 30 ans en France, et gagnent sans cesse du terrain dans toutes les pratiques spécialisées telles que chirurgie et obstétrique, par exemple.

---

[15] La loi 68-978 du 12/11/1968, ouvrait le libre accès des bacheliers à l'université. Abrogée le 22/06/2000.

[16] Amandine Martinet dans Orientation.18/02/2019. *Quel est le profil des étudiants en médecine en 2019*

Des « filles à papa ». Les jeunes sont encore toujours majoritairement issus de classes sociales favorisées. En 2015, une enquête de la DREES a mené sur les profils des étudiants en médecine pour arriver à la donnée suivante : quatre jeunes sur dix proviennent de milieux sociaux aisés. Pire encore, ces « privilégiés » vont multiplier leurs chances de performer dans leurs études de santé. Selon l'étude, « un enfant de cadre a deux fois plus de chances qu'un enfant d'ouvrier d'intégrer une deuxième année » de PACES.

Tous ces facteurs font que les études de médecine font partie des plus *clivées socialement, derrière les classes préparatoires aux grandes écoles.* Elles proviennent des meilleurs bacheliers. *Mais avoir son bac S en poche n'est pas suffisant pour correspondre au profil idéal de l'étudiant en santé : avoir une mention, et pas n'importe laquelle. Une étude a ainsi démontré que parmi les inscrits en PACES à la rentrée 2015, plus des trois quarts des bacheliers S ayant obtenu une mention « très bien » avaient réussi le concours, contre un quart seulement pour les bacheliers ayant eu une mention « assez bien ».*

UNE PROFESSION PARTICULIERE : profession de choix mais profession à choix.

L'acte médical est *humanitaire* en ce sens qu'il vise au bien de l'humanité quand bien même il ne s'adresse souvent qu'à une seule personne : le patient. L'exercice médical confère un pouvoir en vue de l'accomplissement d'une mission d'intérêt public.

Il confère le pouvoir et le devoir, à un homme ou une femme, d'œuvrer en vue de tenter de prévenir la maladie, de prodiguer des soins et de soulager la souffrance de ses semblables. Il procure *le privilège de pratiquer des actes nécessaires à l'œuvre de soin mais interdits au commun des mortels.*[17]

Ce pouvoir, conféré par l'Etat aux seuls détenteurs de l'autorisation de l'exercice de la médecine en France (Art. L

---

[17] Pr Hoerni (Bernard). Réflexions sur la médecine. Pouvoirs en médecine, édition privée, 1999

4111-1 CSP), est soumis à l'engagement de chaque médecin de respecter la déontologie médicale codifiée dans la loi (décret du 29 juillet 2004) et dont on doit ici rappeler deux articles fondamentaux :
L'article 2 déjà cité : *le médecin au service de l'individu et de la santé publique exerce sa mission dans le respect de la vie humaine, de la personne et de sa dignité...*
L'article 3 : *le médecin doit en toutes circonstances respecter les principes de moralité, de probité et de dévouement indispensables à l'exercice de la médecine.*
Une profession nombreuse et diverse. Cette profession est exercée en France par plus de **300 000** hommes et femmes en 2020 [18] (dont un quart retraités plus ou moins actifs) lesquels en tirent leur subsistance. Elle attire un nombre tel de "*vocations*" qu'il était apparu nécessaire de filtrer l'entrée de la carrière par un numerus clausus sévère à dominance scientifique prononcée, qui rend compte d'une probable compétence en devenir mais ne préjuge en rien des aptitudes humaines du futur médecin.

Les modes d'exercices y sont divers tant dans leur mode de rétribution, à l'acte ou salarié, que dans leur type d'exercice, spécialistes généralistes ou d'autres spécialités, et surtout dans leur rapport plus ou moins proche avec la patientèle sans oublier une grande disparité des revenus.

Justement cette profession est en train de se modifier profondément tant dans sa démographie, âge, sexe que dans ses modes d'exercice privé ou libéral et donc ses motivations sont diverses mais aussi différentes de celles d'antan: les modes de sélection, la longueur croissante des études et leur coût, les rigidités d'exercices spécialisés, les engagements conventionnels, les acquis du salariat, la liberté de circuler au sein de l'UE...sans oublier les obligations de la loi 2002-303, toutes ces circonstances modifiables ou pérennes font de l'exercice médical actuel et plus encore demain une profession de plus en plus difficile à exercer.

[18] Conseil national de l'Ordre des médecins

CHOISIR MEDECINE : C'est s'engager.

La profession médicale qu'ont voulu les nations de l'Union européenne est de haut niveau (doctorat), de longue durée d'études, **9 à 12 ans** selon les spécialités et reconnue équivalente dans chacun des pays membres ce qui permet donc la libre circulation des praticiens au sein de l'Union, tout aussi bien que celle des patients.

C'est donc un engagement de longue haleine et difficile :

Ainsi donc un(e) étudiant(e) de vingt ans entame un cursus qui va se prolonger au-delà de la trentaine avant que d'être diplômé(e) et devenir totalement responsable. Au cours de cette longue pérégrination il lui aura fallu franchir des barrages et opérer des choix.

Pour entrer en médecine, on l'a vu la porte est très étroite, et la première année, la PACES, se concluait par une sélection sévère éliminant 80% des candidats. *(Les lâchés)* La dernière réforme [19] tente d'élargir le registre des compétences et de favoriser les aptitudes empathiques, il n'en demeure pas moins qu'une sélection sévère va perdurer et que donc les non-choisis resteront plus nombreux que ceux ou celles invités à poursuivre.

A ce premier cycle des études de trois années on propose d'acquérir les notions fondamentales nécessaires ; il est presqu'exclusivement universitaire.

S'en suit un cycle de trois années où le contact avec l'hôpital et les patients est quotidien à mi-temps pour l'étudiant hospitalier avec des gardes et ce dans différentes spécialités. C'est au terme de ce deuxième cycle qu'intervient le choix déterminant de l'ECN.

L'EXAMEN CLASSANT NATIONAL : un choix redoutable et redouté. L'examen classant national se propose à Bac + 6 de permettre à chaque étudiant(e) en médecine, en fonction de son rang de classement de choisir l'internat de la spécialité qu'elle ou il convoite, et en même temps la Faculté de médecine où le DES de spécialité sera effectué. Pour les candidats il revêt une telle importance pour leur avenir qu'il

---

[19] Loi 2019-774 du 24 juillet 2019

commence à être *bachoté* dès le début du deuxième cycle au détriment, dénoncé par les enseignants, des formations en cours.

Ce choix est décisif car il engage l'interne dans une voie dont il sera difficile de s'extraire plus tard. La carrière professionnelle c'est pour une trentaine d'années. Certes il est possible aux candidats non satisfaits de leur classement de refuser de choisir et de se représenter une seconde fois l'an d'après. De même, le droit au remord a été pris en compte pour l'étudiant qui s'est trompé de spécialité et s'en rend compte dès son premier semestre.

Mais au bout du compte, il existe aussi un nombre non négligeable de mécontents *mal choisis*. Ce problème demeure pour de nombreux candidats amenés du seul fait d'un classement inadéquat à postuler dans une spécialité autre que celle envisagée au départ et particulièrement aux plus nombreux d'entre eux les médecins « *généralistes malgré eux* ».

DOUBLE CHOIX PRESQUE IRREMEDIABLE.

LE PREMIER CHOIX **: Soigner des malades ou rester à bonne distance des patients**

L'empathie et l'écoute des patients sont deux qualités inégalement réparties chez les étudiants en médecine et souvent éléments déterminants dans les choix d'exercice. [20]

Le choix de la spécialité soignante ou non constitue une indication pertinente sur l'attirance ou non vers le quotidien des patients.

<u>Certaines n'ont guère de rapport avec les patients</u> : les médecins chercheurs de laboratoires publics ou privés à la limite de l'exercice médical quotidien ; les pathologistes, légistes, épidémiologistes ou de santé publique ; les biologistes, les imagiers, radiologistes, angéiologues, électromyographistes, échographistes dont l'acte habituel est la fourniture de documents et dont la responsabilité personnelle est celle d'un compte rendu d'examen éventuellement assorti des informations

[20] Mornat (Jacques). *Memento d'exercice médical*. LEH édition. 2017. Pages 19-20

légitimes, mais souvent sans décision directe sur les soins aux patients ;

D'autres spécialités non traitantes restent à distance, ne prenant pas en charge les malades même si l'écoute demeure importante dans leurs fonctions : médecins du travail, médecins scolaires, médecins de contrôle, médecins-conseils, experts...

Certaines autres auront une relation parfois très intense sur un court temps, mais non pérenne avec le patient : c'est le cas des réanimateurs, urgentistes médicaux ou chirurgicaux, opérationnels divers, et bientôt la télémédecine d'urgence ; c'est souvent là qu' informer et faire consentir soit particulièrement important. Toutes ces situations se déroulent assez fréquemment sans que le patient ait choisi tel ou tel.

Tel n'est pas le cas des cliniciens qui sont eux les véritables traitants, ils doivent avoir une relation proche et suivie avec les patients : pédiatres, psychiatres, gynécologues, chirurgiens, gériatres, internistes et spécialistes d'organes et tout particulièrement les médecins généralistes lesquels devraient le plus souvent être choisis par le patient comme leur médecin traitant dans le parcours de soin.

LE SECOND CHOIX : **Exercer en libéral ou rester salarié(e)**

En France, le jeune médecin diplômé a le choix puisque coexistent deux modes d'exercice de la médecine qui sont rétribués spécifiquement et sont originaux comparativement à nos voisins européens. D'une part, l'exercice traditionnel dit *libéral* et d'autre part l'exercice salarié qui peuvent du reste s'exercer chacun à temps complet ou partiel et concurremment.

Le salariat est de plus en plus prisé : au 1/01/2017 sur 215 941 médecins en exercice on notait : Un salariat devenu majoritaire, 91 851 contre 84 738 soit +10 % en 10 ans dont 66 % à l'hôpital. La majorité des médecins est désormais salariée et la tendance s'affirme comme on l'a vu. [21] Les spécialistes augmentent plus que les généralistes : 84 862 en hausse de 7,2 % en dix ans versus 88 137 - 9,1 % sur dix ans. Une féminisation qui se confirme 47 % contre 38 % en 2007.

---

[21] Atlas démographique 2017. CNOM.

Là encore, la spécialité va guider l'orientation. Certaines ne se conçoivent guère qu'en exercice salarié, on peut citer : maladies infectieuses et tropicales, médecine intensive et réanimation, médecine nucléaire, génétique, Santé publique, médecine du travail...

Pour d'autres, le choix ne va pas de soi. En l'état, si l'on est attiré par un revenu plus important, c'est bien souvent l'exercice privé qui sera choisi plus encore le secteur II si accessible (quasiment tous les qualifiés susceptibles de l'obtenir le revendiquent). Si par compte, est recherchée une activité plus calibrée dans le rythme des salariats sera alors sollicité un exercice statutaire ou contractuel.

Le choix hospitalier ou hospitalo-universitaire est salarié, mais comporte des obligations et des astreintes variables selon les spécialités parfois très contraignantes eu égard aux manques d'effectifs, mais il autorise aussi une pratique libérale *accessoire* qui parfois est très importante.

Demeure enfin le choix de la médecine générale en clientèle moins prisée actuellement et tellement nécessaire. Les offres de postes salariés en médecine générale se développent à l'initiative d'employeurs divers, associatifs ou municipalités le plus souvent. Se pose néanmoins le problème de la rentabilité du système des maisons médicales.

LES DETERMINANTS du choix de la future spécialité.

Chaque personne doit se déterminer lors du choix de l'ECNI et prendre une décision qui va l'engager pour de longues années. De nombreux facteurs vont intervenir dans la décision du choix de la spécialité.

S'il est entendu que le souci de porter aide aux autres et rendre service demeure un facteur important de l'entrée en médecine, il apparaît que **l'empathie régresse** chez les étudiants au cours des années d'études et plus encore au long de l'internat.[22]

[22] Claire Eydalène Thèse 10/06/2014. Paris Descartes. La représentation de l'empathie pour les internes en médecine générale.

La découverte d'une spécialité lors d'un **stage du second cycle** voire parfois d'un enseignant communicant son enthousiasme sont parfois déterminants dans le choix.

Le sexe est aussi une donnée prise en compte. S'il est avéré que les femmes délaissent certaines spécialités telles celles réputées plus physiques avec des astreintes fréquentes – obstétrique, chirurgie, anesthésie, réanimation…- mais la féminisation majeure de la profession qui est en cours gomme progressivement cette notion comme on commence à le vérifier notamment dans les disciplines chirurgicales.

Il reste que **le besoin de reconnaissance** demeure un facteur de choix non négligeable pour beaucoup, souci de bien gagner sa vie voire appât du gain, et pour d'autres désir d'enseigner, de chercher voire de communiquer.

Les conditions d'exercice enfin et notamment le lieu d'exercice, la nécessité ou non des gardes et urgences, les heures de travail avec la poussée du salariat.

Les conditions de vie sont aussi très importantes. Les carabins comme les autres jeunes étudiants ne souhaitent plus *perdre leur vie à la gagner* et intègrent dans leurs choix, moins travailler et avoir du temps pour soi et sa famille, si possible dans un environnement agréable.

A cet égard la géographie est devenue un élément très important dans la décision du futur spécialiste. Selon Idris Amrouche [23]

Nantes, Lyon et Montpellier sont respectivement dans le trio de tête de choix des internes. Pas de changement donc pour ces villes qui attirent cette année encore le meilleur du cru 2019. Nantes arrive souvent en tête du classement des villes où il fait bon vivre, à 2 heures de Paris, la ville reste d'année en année la ville préférée des internes en médecine, et les places y sont très chères, toutes spécialités confondues. Lyon, la capitale des Gaules, à deux pas de la montagne et de la mer a toutes les raisons de séduire les étudiants. Enfin Montpellier, perle du Sud,

---

Et Marie Ouary Thèse 2018. Poitiers. Revue systématique de la littérature de l'empathie en médecine générale

[23] *Le trio de tête habituel* 10/10/2019 dans Remède.org

attire chaque année les meilleurs externes, et la raison semble évidente : le soleil.

LES CONSTATS DES RECENTS CHOIX effectués apportent quelques renseignements précieux.

L'**ophtalmologie** est la vedette des choix des lauréats de l'ECN presque chaque année, cette spécialité à double exercice non opératoire et chirurgical -l'intervention de la cataracte est celle la plus pratiquée en France et l'une des plus rapides- est parmi les plus rentables en pratique libérale et par ailleurs n'est pas astreinte à l'urgence dans l'exercice privé.

L'attractivité persistante de la **chirurgie plastique et esthétique** ne s'explique pas par la difficulté de l'exercice en esthétique qui reste souvent plus proche de la peau que des organes profonds ou périlleux mais par son statut particulier : Quasi-obligation de résultat d'où des niveaux d'assurance très élevés mais en contrepartie des honoraires en conséquence, libres et sans prise en charge de l'assurance maladie pour le versant esthétique. Par ailleurs c'est une chirurgie qui demeure très élitiste au sens rare puisque le nombre de postes offerts est inférieur à 30 par an.

Les **maladies infectieuses et tropicales** demeurent une spécialité très convoitée, rare car offrant 40 postes par an en moyenne contre presque 3000 en médecine générale. Il s'agit là de carrières très hospitalo-universitaire centrées et donc de futurs enseignants et/ou chercheurs avec des carrières universitaires proches des maladies mais plus à distance des malades.

La **médecine cardiovasculaire**, environ 200 postes par an, est aussi une des vedettes du choix des internes probablement du fait d'une clientèle potentielle en constante croissance, vieillissement des populations oblige, mais encore par son coté à la fois médical et surtout interventionnel justifiant d'actes avec plateaux techniques. Elle se distribue aussi bien en libéral qu'en hospitalier.

A l'opposé [24] *parmi les spécialités à la traine, on citera la psychiatrie avec* ***58*** *postes restés libres, suivie de la médecine et santé du travail* ***(25)****, la biologie médicale* ***(14)****, la santé publique* ***(13)****, la médecine générale (à relativiser puisque seulement* ***9*** *postes sont vacants sur les* ***3.177 disponibles****, hors CESP) et la gériatrie* ***(6)****. Mais au prorata du nombre de postes proposés par les spécialités, c'est la médecine et santé au travail qui, comme souvent, affiche avec* ***80%*** *le taux d'occupation le plus faible.*

Ci rapporté le tableau des choix selon les préférences de 2018 qui ne diffère guère des précédents. On retrouve dans le top 10 les quatre spécialités déjà citées, y figurent ensuite, la néphrologie, la radiologie, l'ORL.

[24] Dorothée Blancheton. *L'étudiant*. 25/09/20

Spécialité	Rang 2017	Rang 2018	Postes ouverts	Postes pourvus	Taux d'occupation
Ophtalmologie	1	**1**	150	150	100
Chirurgie plastique, reconstructrice et esthétique	2	**2**	29	29	100
Dermatologie et vénéréologie	5	**3**	95	95	100
Médecine cardiovasculaire	4	**4**	181	181	100
Maladies infectieuses et tropicales	3	**5**	51	51	100
Néphrologie	6	**6**	80	80	100
Radiologie et imagerie médicale	7	**7**	254	254	100
Chirurgie maxillo-faciale	13	**8**	27	27	100
Oto-rhino-laryngologie - chirurgie cervico-faciale	8	**9**	81	81	100
Oncologie	11	**10**	120	120	100
Neurologie	9	**11**	127	127	100
Urologie	18	**12**	62	62	100
Chirurgie orthopédique et traumatologique	15	**13**	121	121	100
Anesthésie-réanimation	16	**14**	465	465	100
Hépato-gastro-entérologie	14	**15**	128	128	100
Hématologie	21	**16**	44	44	100
Rhumatologie	17	**17**	86	86	100
Médecine nucléaire	19	**18**	33	33	100
Neurochirurgie	10	**19**	25	25	100
Médecine interne et immunologie clinique	20	**20**	123	123	100
Médecine intensive-réanimation	12	**21**	72	72	100
Pneumologie	23	**22**	121	121	100
Gynécologie obstétrique	25	**23**	204	204	100
Chirurgie orale	24	**24**	12	12	100
Chirurgie pédiatrique	29	**25**	22	22	100
Pédiatrie	26	**26**	330	330	100
gynécologie médicale	27	**27**	81	81	100
Chirurgie viscérale et digestive	28	**28**	80	80	100
Chirurgie thoracique et cardiovasculaire	31	**29**	24	24	100
Médecine vasculaire	34	**30**	46	46	100
Anatomie et cytologie pathologiques	22	**31**	60	60	100
Chirurgie vasculaire	30	**32**	28	28	100
Médecine physique et de réadaptation	35	**33**	99	99	100
Endocrinologie-diabétologie-nutrition	33	**34**	82	82	100
Allergologie	36	**35**	28	28	100
Médecine légale et expertises médicales	37	**36**	27	27	100
Génétique médicale	32	**37**	20	20	100
Gériatrie	41	**38**	199	163	82
Médecine d'urgence	38	**39**	469	448	96
Psychiatrie	39	**40**	528	510	97
Médecine générale	43	**41**	3268	3105	95
Santé publique	40	**42**	90	69	77
Biologie médicale	42	**43**	111	91	82
Médecine et santé au travail	44	**44**	129	81	63

ASSUMER SES CHOIX. C'est au cours de l'internat que s'acquiert la spécialité choisie ; de durée variable, 3 à 6 ans, elle fait alterner enseignements et stages à responsabilité croissantes auprès de patients soit dans les établissements de santé soit au cabinet de praticiens, maitres de stage pour les futurs généralistes. Entre désormais dans le cursus lors de la dernière année de spécialité ***le docteur junior*** thésé aux responsabilités élargies.

L'interne durant cet espace de temps constitue le premier relai de la relation médicale avec les patients et parfois le seul. Sans l'interne la machine hospitalière ne peut fonctionner. Il va s'affronter aux difficultés diagnostiques, aux misères de la maladie et du handicap parfois de la mort et rencontrer les désordres sociaux des plus vulnérables.

La vie d'interne est tout sauf facile pour la plupart et notamment les futurs cliniciens dont les plus nombreux d'entre eux, les généralistes. En effet, gardes nombreuses, manque d'encadrement de formateurs ou de responsables, non-respect des horaires de travail quand ce n'est pas parfois irrespect des personnes ou de leurs droits : la vie d'interne n'est pas un long fleuve tranquille qui dure de 3 à 6 ans.

Les lâcheurs. Un certain nombre de diplômés nantis de leur spécialité vont récuser cette profession pour se tourner vers d'autres horizons très divers : médias, littérature, entreprises du médicament ou de recherche, émigration, fonctionnariat d'état ou international... *Chaque année 25% des diplômé(e)s en France ne s'inscrivent pas* [25]

CHOIX OU OBLIGATIONS DE DEBUT DE CARRIERE

L'INSCRIPTION A L'ORDRE DES MEDECINS est une obligation pour pouvoir exercer la profession comme on l'a vu plus haut. Depuis novembre 2011, l'ordre est devenu le guichet unique centralisant les obligations administratives.

Jusqu'alors le docteur en médecine nanti de sa thèse pouvait dès lors s'inscrire à l'ordre avec sa qualification es

[25] Atlas 2015 du CNOM

spécialité. Désormais les choses se compliquent. Ainsi la thèse de doctorat sera conférée alors qu'il reste une année de spécialité à accomplir avec le titre de *docteur junior* lequel implique une inscription à l'Ordre mais sur une liste spéciale avant l'inscription définitive.

L'Ordre, guichet unique, va ainsi permettre à la fois l'inscription et l'enregistrement du diplôme, la demande de la carte CPS et l'inscription au RPPS et ce quel que soit le mode d'exercice envisagé. De même n'est-il plus nécessaire de se présenter à l'ARS.

LA RESPONSABILITE CIVILE PROFESSIONNELLE

Les médecins libéraux vont être amenés à se déterminer face à diverses situations. Pour les médecins salariés les choses sont à l'évidence plus simples.

L'assurance responsabilité civile professionnelle est obligatoire pour tous les professionnels de santé exerçant à titre libéral ainsi que les établissements de santé. Cette obligation est mise en place depuis la loi du 4 mars 2002.

Art. CSP L 1142-2 : *Les professionnels de santé exerçant à titre libéral, les établissements de santé, services de santé et organismes ... sont tenus de souscrire une assurance destinée à les garantir pour leur responsabilité civile ou administrative susceptible d'être engagée en raison de dommages subis par des tiers et résultant d'atteintes à la personne, survenant dans le cadre de l'ensemble de cette activité.*

La même garantie de *responsabilité civile professionnelle* doit bénéficier également aux personnes dont le professionnel de santé libéral doit répondre : Conjoint bénévole, stagiaire, salariés et autres préposés accomplissant des actes de soins, de prévention ou de diagnostic dans la limite de la mission qui leur est impartie.[26]

---

[26] Deux garanties indissociables de la re*sponsabilité civile professionnelle* peuvent compléter : la "*responsabilité civile exploitation*" et la "*responsabilité civile employeur*". Selon MACSF- Le Sou Médical.

Peuvent être également garanties les activités d'expert, d'enseignant et de formation et possiblement celles encourues à titre personnel du médecin salarié d'un établissement public ou privé.

Le manquement à cette obligation d'assurance expose à des sanctions. L'article CSP L1142-25 prévoit qu'une amende de 45 000 euros peut être infligée, ainsi que l'interdiction d'exercice professionnel à titre de peine complémentaire. L'Ordre peut également prononcer des sanctions disciplinaires en vertu de l'article L.1142-2 du même code.

A toutes ces sanctions, s'ajouterait le risque d'avoir à assumer sur ses deniers personnels des dommages et intérêts, ce qui peut mettre en péril le patrimoine du professionnel condamné.

L'OBLIGATION CONTRACTUELLE

L'obligation contractuelle est stipulée dans la loi : art CSP L 4113-9 Les médecins, les chirurgiens-dentistes et les sages-femmes... doivent communiquer au conseil départemental de l'ordre dont ils relèvent les contrats et avenants ayant pour objet l'exercice de leur profession ainsi que, s'ils ne sont pas propriétaires de leur matériel et du local dans lequel ils exercent ou exerceront leur profession, les contrats ou avenants leur assurant l'usage de ce matériel et de ce local.

Les mêmes obligations s'appliquent aux contrats et avenants ayant pour objet de transmettre sous condition résolutoire la propriété du matériel et du local. Elles ne s'appliquent pas aux contrats conformes à un contrat-type soumis à l'approbation des ministres chargés de la santé et de la sécurité sociale.

Toute personne physique ou morale passant un contrat avec un médecin, un chirurgien-dentiste ou une sage-femme doit le faire par écrit.

Les médecins, les chirurgiens-dentistes et les sages-femmes exerçant en société doivent communiquer au conseil de l'ordre dont ils relèvent, outre les statuts de cette société et leurs avenants, les conventions et avenants relatifs à son fonctionnement ou aux rapports entre associés. Ces communications doivent être faites dans le mois suivant la conclusion de la convention ou de l'avenant.

Les dispositions contractuelles incompatibles avec les règles de la profession ou susceptibles de priver les contractants de leur indépendance professionnelle les rendent passibles des sanctions disciplinaires prévues à l'article L. 4124-6

En fonction du mode d'exercice, doivent être précisés auprès de l'Ordre les engagements contractuels : pour les salariés le statut ou le contrat qui régit leur exercice et pour les libéraux leur choix du secteur I ou II auprès de la CPAM et leur inscription à l'URSSAF.
Toujours pour les libéraux leur choix éventuel d'un contrat avec une SCM, SCP, SCI, SEL ou un établissement de santé voire un autre confrère.

LE MEDECIN EN EXERCICE demeure un professionnel soumis à la fois à des **obligations mais aussi à des choix** et **décisions quotidiens** engageant sa responsabilité.

DES CONTRAINTES QUI FONT TOUT L'INTERET DE LA PROFESSION.

Une responsabilité assumée : L'Arrêt **Mercier** de la Cour de Cassation en 1936 va instaurer le principe de la responsabilité contractuelle *: Il se forme entre le médecin et son client **un véritable contrat** comportant, pour le praticien, l'engagement sinon bien évidemment de guérir le malade, du moins de lui donner des soins non pas quelconques... **mais consciencieux, attentifs** et, réserves faites des circonstances exceptionnelles, **conformes aux données acquises de la science...***

L'article L 4121-2 du CSP : *L'ordre des médecins* veille *au maintien par tous ses membres... des principes de moralité, de probité, de compétence et de dévouement indispensables à l'exercice de la médecine... et à l'observation des règles édictées par le code de déontologie.*

L'article 2 du code de déontologie médicale déjà cité : *le médecin **au service** de l'individu et de la santé publique **exerce***

sa mission *dans le respect de la vie humaine, de la personne et de sa dignité....*

Pour rendre son "*service*" le médecin se déclare responsable de ses actes et de ses décisions et indépendant de toute influence :

Art 5 du code de déontologie **:** *Le médecin ne peut aliéner son indépendance sous quelque forme que ce soit.*

Art 69 : *L'exercice de la médecine est personnel ; chaque médecin est responsable de ses décisions et de ses actes.*

Ceci est aussi bien le cas pour les professionnels libéraux mais aussi pour les médecins salariés.

Le salariat de plus en plus recherché par les jeunes médecins notamment les femmes est devenu majoritaire au sein de la profession. Il ressort soit d'un statut soit d'un contrat de travail. Le code de déontologie médicale pour lequel cet exercice n'était pas celui traditionnel de la profession, lui a prêté une particulière attention.

C'est en effet un salariat particulier, puisque, bien que salarié par un employeur dont il dépend financièrement, *clause de subordination*, le médecin garde toute son indépendance en ce qui concerne son rapport avec le patient et les soins qu'il lui apporte. Art 95 CDM *: Le fait pour un médecin d'être lié dans un exercice professionnel par un contrat ou un statut à une administration, une collectivité ou tout autre organisme public ou privé n'enlève rien à ses devoirs professionnels et en particulier à ses obligations concernant le secret professionnel et l'indépendance de ses décisions.*

LE RESPECT DES DROITS DE LA PERSONNE.

Le médecin doit faire en sorte pour ce qui le concerne que ses patients, qu'ils ressortent d'un exercice privé ou public puissent être pris en charge dans le respect de leurs droits.

LE SECRET PROFESSIONNEL.

Ce secret, qui appartient au seul patient, le médecin n'en est que le dépositaire [27]. Il est d'ordre privé en ce sens qu'il permet la relation de confiance, c'est donc un droit du patient mais il est d'ordre public en ce sens qu'il est de l'intérêt de l'ensemble des patients et de toute la profession médicale, c'est donc un devoir du médecin.

Le respect absolu de la confidence est un fondement de la relation médicale, c'est la pierre angulaire de l'édifice : il *n'y a pas de médecine sans confiance, de confiance sans confidence et de confidence sans secret* (L. Portes).

C'est une obligation légale et dont le non-respect constitue un délit susceptible de sanction. Art 226-13 et 14 du code pénal *La révélation d'une information à caractère secret par une personne qui en est dépositaire soit par état ou par profession, soit en raison d'une fonction ou d'une mission temporaire, est punie d'un an d'emprisonnement et de 15 000 euros d'amende.*

C'est une instante obligation déontologique. Le serment d'Hippocrate que prononce chaque médecin l'engage : *Admis dans l'intérieur des maisons, mes yeux ne verront pas ce qui s'y passe, ma langue taira les secrets qui me seront confiés, et mon état ne servira pas à corrompre le crime.*

CDM Art 4. Le secret professionnel, institué dans l'intérêt des patients, s'impose à tout médecin dans les conditions établies par la loi. Le secret couvre tout ce qui est venu à la connaissance du médecin dans l'exercice de sa profession, c'est-à-dire non seulement ce qui lui a été confié, mais aussi ce qu'il avait entendu ou compris.

C'est une obligation légale et déontologique, le médecin contrevenant peut être poursuivi soit au pénal soit au disciplinaire soit à l'un et l'autre à l'initiative des plaignants.

[27] Pr. Villey (Raymond). Histoire du secret médical ; Seghers, 1986

Dérogations au secret professionnel

Pour des raisons d'ordre public et/ou de santé publique, un certain nombre de dérogations sont prévues par la loi.[28]

Certaines divulgations sont obligatoires

Elles répondent à plusieurs objectifs :

I- Déclarations des naissances et des décès : Bien que tenus au secret ils doivent veiller à la bonne tenue des registres d'Etat Civil : qu'il s'agisse de déclarer les naissances. (Art.56 du code civil) ou des certificats de décès. (D 60-285 du 28 mars 1960.)

Concernant les naissances, c'est l'article 433-18-1 du code pénal : *La naissance de l'enfant sera déclarée par le père, ou, à défaut du père, par les* ***docteurs en médecine ou en chirurgie, sages-femmes****, officiers de santé ou autres personnes qui auront assisté à l'accouchement ; et lorsque la mère sera accouchée hors de son domicile, par la personne chez qui elle sera accouchée. L'acte de naissance sera rédigé immédiatement* [29].

Concernant les certificats de décès, l'article 2223-42 du code des collectivités territoriales stipule : *l'autorisation de fermeture d'un cercueil ne peut être délivrée qu'au vu d'un certificat établi par un médecin attestant le décès* L'article 76 du CDM énonce : *l'exercice de la médecine comporte normalement l'établissement par le médecin conformément aux constatations médicales qu'il est en mesure de faire, des certificats, attestations et documents dont la production est prescrite par les textes législatifs et réglementaires...*

II- Protéger la santé publique : (CSP L 3113-1) Il concerne la transmission obligatoire de données individuelles à l'autorité sanitaire, de maladies nécessitant une intervention urgente ou dont la surveillance est nécessaire à la conduite et à l'évaluation de la politique de santé publique, et dont la liste est fournie (CSP D 3113-6 et –7). Sont ici renseignées les conditions de respect du secret et de l'anonymisation des données.

---

28 Dupont Marc, Bergoignan-Esper Claudine, Paire Christian, droit hospitalier, Dalloz, 3ème édition, 2001,

29 L'omission de déclarer la naissance peut être sanctionnée par une contravention de 5éme classe soit une amende de 1500 euros sans préjuger de sanctions civiles ou disciplinaires éventuelles

III -Préserver l'intérêt du patient : en de diverses circonstances :

Lors de la déclaration des accidents du travail et maladies professionnelles. (Code de la sécurité sociale L 441-6, 461-5 et 6) : le nom du patient et le diagnostic qui lui est attaché sont dévoilés au personnel de l'assurance maladie.

Lors d'une demande du fonds d'indemnisation des victimes contaminés par le VIH après transfusion. (CSP L 3122-2). Le fond d'indemnisation doit pouvoir enquêter pour rechercher l'origine de la contamination.

Lors des actes de prévention des enfants en bas âge justifiant l'établissement de certificats. (CSP L 2132-2.et suite.)

Lors de la demande de placement sous sauvegarde de justice d'un patient hospitalisé en établissement psychiatrique dont l'état le nécessite. (CSP L 3211-6.)

IV – Maintien de l'ordre en protégeant la société et l'intéressé :

Lors de l'admission sans consentement de l'intéressé en établissement psychiatrique soit par placement d'office soit à la demande d'un tiers. (CSP L 3212-1 et L 3213-1).

Révélations facultatives. Les choix doivent être judicieux sauf à devoir en répondre

I –Certaines visent à protéger la santé publique :

Les données nominatives ayant pour fin la recherche médicale (Loi du 1 juillet 1994 -art.40-3).

Les données personnelles à des fins d'évaluation des établissements de santé. (Loi du 27 juillet 1999 -Art. 41)

Le signalement par un médecin d'une personne usant de façon illicite de stupéfiant auprès de l'autorité sanitaire. (CSP L 3412-1 et 3413-3) notamment après injonction thérapeutique.

II – Préserver l'intérêt du patient

Concernant les dossiers de pensions civiles et militaires. (Loi du 3 avril 1955 art. 5 ; et art L 31 Code des pensions civiles et militaires.)

Déclaration au procureur d'une personne qu'on traite et justifiant d'être mise sous sauvegarde de justice. (CSP L 3211-6)

Droit d'accès au dossier médical ou hospitalier de chaque patient (CSP L 1111-7).

III –Protéger les victimes d'infractions

Signalement au procureur lors de sévices ou privations y compris atteintes sexuelles à mineur de moins de 15 ans (c'est une obligation pour le code de déontologie) de même que pour une personne en état de vulnérabilité (CP art 226-14-1)

Signalement au procureur lors de sévices permettant de présumer des violences sexuelles chez un adulte, seulement avec l'accord de la victime (CP art.226-14-2).

Médecin traitant d'un(e) condamné(e) pour infraction sexuelle et soumis à obligation de soin.

Enfin certaines **situations ont fait jurisprudence** et qui concernent des situations assurantielles ou testamentaires de patient décédé, les conditions de l'expertise ou celles des réquisitions.

L'INFORMATION :

Le défaut d'information est la cause, dans plus de la moitié des cas, des procédures engagées contre un médecin (Commentaires du code de déontologie 2001).

Informer est la règle.

L'article **L 1111-2** du code de santé publique énonce que *Toute personne a le droit d'être informée sur son état de santé.*

Cette information doit être la plus complète possible *porte sur les différentes investigations, traitements ou actions de prévention qui sont proposés, leur utilité, leur urgence éventuelle, leur conséquence, les risques fréquents ou graves normalement prévisibles qu'ils comportent ainsi que sur les solutions possibles et sur les conséquences prévisibles en cas de refus.*

Elle *incombe à tout professionnel de santé... dans le respect des règles professionnelles.*

Elle est *délivrée au cours d'un entretien individuel*

En cas de litige il appartient au professionnel ou à l'établissement d'apporter la preuve que l'information a été délivrée dans les conditions prévues...Cette preuve peut être apportée par tout moyen.

L'article **35** du Code de Déontologie, antérieur à la loi, est également très clair : *le médecin doit à la personne qu'il examine, qu'il soigne et qu'il conseille, une information loyale, claire et* *appropriée sur son état, les investigations et les soins qu'il lui propose. Tout au long de la maladie, il tient compte de la personnalité du patient dans ses explications et veille à leur compréhension.*

Cette information le médecin la doit à tous ses patients, adultes mais aussi aux enfants qu'il soigne et susceptibles de l'entendre, et même doit tenter de l'apporter aux patients en déficit cognitif. Comme on le voit l'information du patient va de soi et le praticien en cas de contestation doit faire la preuve qu'il a bien apporté cette information.

Il n'en a pas toujours été ainsi. Antérieurement, il revenait au plaignant d'apporter la preuve que l'information nécessaire n'avait pas été apportée. L'arrêt **Hédreul** (Cour de Cassation 29 mai 1997) a modifié la jurisprudence en renversant la charge de la preuve et la loi 2002-303 l'a depuis confirmé.

Peut-on ne pas informer ? C'est l'exception :

La loi **2002-303** le prévoit dans deux circonstances : D'abord *seules l'urgence ou l'impossibilité d'informer peuvent l'en dispenser.* Ensuite seconde exception c'est" *la volonté du patient d'être tenu dans l'ignorance d'un diagnostic ou d'un pronostic sauf lorsque des tiers sont exposés à un risque de transmission.*

Le code de déontologie de son côté avait aussi envisagé le droit à la non-révélation. **Art 35** : *Toutefois dans l'intérêt du malade et pour des raisons légitimes que le praticien apprécie en conscience, un malade peut être tenu dans l'ignorance d'un diagnostic ou d'un pronostic grave, sauf dans les cas où l'affection dont il est atteint expose les tiers à un risque de contamination.*

Un pronostic fatal ne doit être révélé qu'avec circonspection mais les proches doivent en être prévenus, sauf exception ou si le malade a préalablement interdit cette révélation ou désigné les tiers auxquels elle doit être faite.

Il apparaît que les deux codes diffèrent en ce sens que la loi ne voit pas d'obstacle à la révélation de tout ce qui concerne le patient alors que la déontologie par souci d'empathie s'interroge sur certaines circonstances graves pour lui, où on pourrait ne pas tout révéler au patient.

C'est dans ces cas que la relation avec les proches est précieuse et le législateur par la personne de confiance a tenu à sécuriser l'information des personnes seules ou mal entourées facilitant le choix du praticien dans ces situations toujours délicates.

La personne de confiance (CSP L 1111-6)

Toute personne majeure peut désigner une personne de confiance qui peut être un parent, un proche ou le médecin traitant et qui sera consultée au cas où elle même serait hors d'état d'exprimer sa volonté et de recevoir l'information nécessaire à cette fin. Cette désignation est faite par écrit. Elle est révocable à tout moment. Si le malade le souhaite, la personne de confiance l'accompagne dans ses démarches et assiste aux entretiens médicaux afin de l'aider dans ses décisions.

Prouver l'information.

Celle-ci d'après la loi peut *être apportée par tout moyen.* Elle doit être *simple approximative, intelligible et loyale* tels sont les termes consacrés depuis l'arrêt du 21 février 1961 de la Cour de Cassation.

- *Simple* : simplicité dépourvue de langage technique abscons et en rapport avec les capacités de compréhension d'un patient par ailleurs de plus en plus informé en matière médicale.
- *Approximative* c'est à dire proche de la réalité, sans la travestir.
- *Intelligible* c'est à dire avec pédagogie en exploitant toutes les possibilités d'être compris.
- *Loyale* c'est à dire sans mentir ni dissimuler.

Elle est **avant tout orale** puisque *délivrée au cours d'un entretien individuel.* Elle peut être apportée lors de plusieurs entretiens successifs. La fourniture d'un imprimé décrivant toutes les situations même signé par le patient n'est pas en soi, seul suffisant pour prouver la qualité de l'information.

En cas de plainte, que ce soit au disciplinaire ou au civil, les juges étudieront chaque cas d'espèce en fonction des données du dossier et notamment de l'adéquation entre les informations proposées et la capacité du patient à les comprendre.

Sanction

Lorsque l'information a été jugée insuffisante une sanction judiciaire s'appréciera **en perte de chance** dans le cadre du dommage.

LE CONSENTEMENT AUX SOINS :

Le consentement du patient fait logiquement suite à une information de qualité.

La loi **2002-303** (CSP L 1111-4) est parfaitement claire : *Aucun acte médical ni aucun traitement ne peut être pratiqué sans le consentement libre et éclairé de la personne et ce consentement peut être retiré à tout moment.*

Le médecin a l'obligation de respecter la volonté de la personne après l'avoir informée des conséquences de ses choix et de leur gravité. Si, par sa volonté de refuser ou d'interrompre tout traitement, la personne met sa vie en danger, elle doit réitérer sa décision dans un délai raisonnable. Elle peut faire appel à un autre membre du corps médical. L'ensemble de la procédure est inscrit dans le dossier médical du patient. Le médecin sauvegarde la dignité du mourant et assure la qualité de sa fin de vie en dispensant les soins palliatifs mentionnés à l'article L. 1110-10.

Le code de déontologie en son article 36 ne l'est pas moins : *Le consentement de la personne examinée ou soignée doit être recherché dans tous les cas.*

Le patient a le droit de décider de son sort et de refuser les soins proposés. Le médecin ne saurait aller contre **sa volonté librement exprimée**, mettrait-il, ce faisant, sa vie en danger. C'est une situation clairement exprimée par la loi. *Lorsque la personne est hors d'état d'exprimer sa volonté, la limitation ou l'arrêt de traitement susceptible d'entraîner son décès ne peut être réalisé sans avoir respecté la procédure collégiale mentionnée à l'article L. 1110-5-1 et les directives anticipées ou, à défaut, sans que la personne de confiance prévue à l'article L. 1111-6 ou, à défaut la famille ou les proches, aient été consultés. La décision motivée de limitation ou d'arrêt de traitement est inscrite dans le dossier médical.*

Il apparaît ici que la décision de la personne de confiance soit prioritaire devant celle de la famille et des proches.

Une décision d'ordre public est nécessaire lorsque le patient est *incapable* **soit mineur soit majeur sous tutelle** : *son consentement doit être systématiquement recherché s'il est apte à exprimer sa volonté et à participer à la décision.* Mais si la personne détentrice de l'autorité, soit parentale soit tutoriale, *exprime un refus qui risque d'entraîner des conséquences graves pour la santé du mineur ou du majeur sous tutelle, le médecin délivre les soins indispensables.* Décision dont il pourrait avoir à se justifier.

Le code de déontologie (Art 36) rend compte des mêmes circonstances, la personne de confiance exceptée, notion postérieure à la rédaction de l'article. *Lorsque le malade, en état d'exprimer sa volonté, refuse les investigations ou le traitement proposés, le médecin doit respecter ce refus après avoir informé le malade de ses conséquences. Si le malade est hors d'état d'exprimer sa volonté, le médecin ne peut intervenir sans que ses proches aient été prévenus et informés, sauf urgence ou impossibilité.*

Certaines situations sont préoccupantes :[30]

L'incapable majeur est une situation qu'on rencontre de plus en plus souvent en pratique quotidienne notamment en institutions et autres maisons de retraite. (Telle la maladie d'Alzheimer et autres dégénérescences cérébrales qui représentent près d'un million de personnes). S'il convient de rechercher le consentement, il n'en va pas toujours que celui-ci puisse être *libre et éclairé.*

Les mineurs

Recherche du consentement

Il convient d'expliquer aux enfants ce que l'on envisage à leur égard même si les parents sont les réels décideurs. C'est encore plus souhaitable d'obtenir le consentement des adolescents mais parfois plus délicat. Lorsque les parents sont absents et impossibles à prévenir, le praticien peut intervenir s'il y a à la fois gravité et urgence de la situation.

[30] Nouveau code pénal depuis le 1/03/1994

Lors de familles séparées, les deux parents doivent consentir dès qu'il s'agit d'une décision grave. On admet que pour des décisions médicales plus modestes, le seul parent ayant la garde de l'enfant puisse seul s'engager.

Refus de consentement

Le consentement des titulaires de l'autorité parentale n'est pas requis lorsque *le traitement ou l'intervention s'impose pour sauvegarder la santé d'une personne mineure si* celle-ci s'y oppose souhaitant *garder le secret sur son état de santé.* Le médecin doit toutefois insister pour que les titulaires soient informés. Si elle persiste, elle doit alors se faire accompagner *d'une personne majeure de son choix.* (CSP L 1111-5).

Concernant la personne mineure émancipée son seul consentement est requis.

La jeune fille mineure :

Le consentement des titulaires de l'autorité parentale... n'est pas requis pour la prescription, la délivrance ou l'administration de contraceptifs aux personnes mineures. » (CSP L 5134-1). Dans le cas d'IVG chez *une mineure non émancipée, le consentement de l'un des titulaires de l'autorité parentale est recueilli.*

Si elle désire *garder le secret, le médecin doit insister pour obtenir le consentement de l'autorité parentale.* En cas de persistance de demande du secret, l'IVG pourra être entreprise. Mais la *mineure se fait accompagner par un adulte de son choix.* (CSP L 2212-7).

Cas particuliers : certaines situations qui peuvent être délicates :

- la personne privée de liberté qu'elle soit en garde à vue ou incarcérée doit, comme tout un chacun, être informée et consentir ou non aux soins proposés. Ainsi un gréviste de la faim doit être respecté dans sa décision, mais le médecin ne saurait se faire complice d'une tentative de suicide. Le Code de procédure pénale (art D 364) définit une limite : *Si un détenu se livre à une grève de la faim prolongée, il ne peut être traité sans son consentement sauf lorsque son état de santé s'altère gravement et seulement sous décision et sous surveillance médicales. Dans ces conditions le médecin peut passer outre à la décision du* *gréviste.* Cette attitude préconisée par le CNOM est en accord avec la Cour Européenne de Justice et le CCNE.[31]

- La tentative de suicide : Lorsque le médecin est appelé en urgence auprès d'un patient ayant tenté de se suicider, l'attitude du praticien sera de faire en sorte que le patient, s'il est hors d'état d'exprimer sa volonté, soit mis hors de danger.

- Les refus de consentement sectaires : Hors urgence, le médecin doit respecter la décision des patients majeurs ou parents de mineurs. Lorsque la vie du patient est réellement et immédiatement menacée, le médecin a le devoir d'intervenir.

- Consentement des patients hospitalisés : Les circonstances d'une hospitalisation sont perturbantes pour chacun et les patients doivent être informés sur le diagnostic sauf avis contraire du patient mais dans tous les cas sur ce qu'on se propose comme examens et traitements afin d'obtenir ce consentement *libre et éclairé* si précieux.

- Consentement du malade mental Le consentement doit être là encore recherché autant qu'il sera possible (CSP L 3211-1) : *Une personne ne peut sans son consentement ou le cas échéant son représentant légal faire l'objet de soins psychiatriques hormis les cas prévus par la loi.*

(CSP L 3211-2) : *Une personne faisant l'objet de soins psychiatriques <u>avec son consentement</u> pour des troubles mentaux...dispose des mêmes droits...que ceux qui sont reconnus aux malades soignés pour une autre cause.*

(CSP L 3211-3) : *Lorsqu'une personne atteinte de troubles mentaux fait l'objet de soins psychiatriques en application* ...soit d'une admission à la demande d'un tiers ou en cas de péril imminent, soit sur décision du représentant de l'état... *les restrictions à l'exercice de ses libertés individuelles doivent être adaptées, nécessaires et proportionnées à son état mental et à la mise en œuvre du traitement requis. En toutes circonstances, <u>la dignité de la personne hospitalisée doit être respectée</u> et sa réinsertion recherchée.*

---

[31] Faroudja (Jean Marie). *Refus de soin.* Revue d'homéopathie.2016, no. 7, pages 85-91.

(CSP L 3211-8) : *la personne faisant l'objet de soins psychiatriques en application des admissions suscitées peut être placée en curatelle ou en tutelle...*

DU REFUS DE SOIN

Le médecin a des obligations de soin : Il est *au service de l'individu et de la santé publique, exerce sa mission dans le respect de la vie humaine, de la personne et de sa dignité.*

Il doit répondre à **l'obligation de porter secours à personne en péril** (Article 223-6 Code pénal*) : sera puni...quiconque s'abstient volontairement de porter à une personne en péril, l'assistance que sans risque pour lui et pour les tiers, il pouvait lui prêter, soit par son action personnelle, soit en provoquant un secours*

De même pour **l'article 9** du code de déontologie : *Tout médecin qui se trouve en présence d'un malade ou d'un blessé en péril ou, informé qu'un malade ou un blessé est en péril, doit lui porter assistance ou s'assurer qu'il reçoit les soins nécessaires.*

Obligation pénale toujours redoutable mais aujourd'hui tempérée par l'existence des services de garde et d'urgences, SOS médecins, SMUR et SAMU. Il reste que le non-volontariat du médecin au service de garde ne met pas à l'abri des rigueurs de la loi, ni que l'excuse de non-compétence en fonction d'une spécialité puisse les éviter.

Pour activer l'article 223-6, il faut néanmoins réunir quatre critères cumulés :

- Que la personne soit réellement en péril,
- que le médecin ait été clairement averti,
- qu'il se soit abstenu volontairement,
- qu'il ne puisse invoquer une excuse majeure.

Autre obligation dans les soins (art 7 du code de déontologie) **: le devoir d'humanité** : *le médecin doit écouter, conseiller ou soigner avec la même conscience toutes les personnes quels que soient leur origine, leurs mœurs et leur situation de famille, leur appartenance ou leur non-appartenance à une ethnie, une nation ou une religion*

déterminée, leur handicap ou leur état de santé, leur réputation ou les sentiments qu'il peut éprouver à leur égard.
Il doit leur apporter son concours en toutes circonstances.
Il ne doit jamais se départir d'une attitude correcte et attentive envers la personne examinée.

Néanmoins le médecin a parfois le droit de s'affranchir de l'obligation de soins : (article 47 du code de déontologie). *Quelles que soient les circonstances, la continuité des soins doit être assurée. Hors le cas d'urgence et celui où il manquerait à ses devoirs d'humanité, un médecin a le droit de refuser ses soins pour des raisons professionnelles ou personnelles. S'il se dégage de sa mission, il doit alors en avertir le patient et transmettre au médecin désigné par celui-ci les informations utiles à la poursuite des soins »*

Ainsi, les obligations de service public étant respectées : pas d'urgence, malade informé du refus et continuité des soins assurée, **le médecin peut alors se retirer quelles que soient ses raisons** qu'il peut fournir au patient ou non. Celles –ci peuvent tenir à des considérations professionnelles telles que manque de compétence, manque de disponibilité ou à des considérations personnelles telles que manque d'indépendance ou clause de conscience.

De même si tout médecin a le droit d'accepter de **devenir médecin traitant** sur demande du patient, le médecin peut le refuser sans avoir à s'en justifier même si la raison la plus fréquemment rencontrée soit le trop grand nombre de demandes.

ERREUR DE DIAGNOSTIC

Le diagnostic d'une affection n'est pas toujours aisé et **l'erreur de diagnostic ne peut être retenue contre un médecin comme une faute.** Encore faut-il que celui-ci ait assuré les *services.* L'Art 33 du CDM lui en fait obligation : *Le médecin doit toujours élaborer son diagnostic avec le plus grand soin, en y consacrant le temps nécessaire, en s'aidant dans toute la mesure du possible des méthodes scientifiques les mieux adaptées et, s'il y a lieu, de concours appropriés.*

En pratique quotidienne le traitement de symptômes passagers amène leur disparition rapide et la guérison d'un sujet en bon état général. C'est suite à la prescription médicale ou très fréquemment aujourd'hui par automédication.

Parfois pourtant, le médecin consulté va devoir échafauder une hypothèse diagnostique. Écouter, interroger et examiner sont les étapes successives de l'examen clinique que constitue la consultation.

En situation d'urgence, un traitement salvateur s'impose rapidement quitte ensuite à reprendre l'enquête diagnostique parfois en hospitalisation. Hors urgence on a le temps de prescrire les examens complémentaires judicieux voire recourir à tiers compétents. Le recours à des procédés diagnostiques invasifs doit obtenir le consentement du patient, de même si une prescription conclut l'étape diagnostique le médecin devra t'il l'expliquer à son patient lequel doit consentir à toute thérapeutique proposée.

Le médecin a le droit d'hésiter, de tâtonner voire de ne pas savoir.

Au total ayant pratiqué dans les **règles de l'art** le diagnostic aura les chances maxima d'être le plus précis et adéquat que possible et en tous cas la démarche sera irréprochable.

A signaler les possibles erreurs diagnostiques survenant lors d'interprétations d'examens para cliniques de prévention tels qu'échographies, mammographies, endoscopies et autres imageries diverses...

DENONCER LA MALTRAITANCE

C'est un devoir civique qui s'impose à tous.

Le signalement est adressé aux autorités. *Le non-signalement volontaire peut être puni par 3 mois d'emprisonnement et 45.000 € d'amende selon* le **code pénal** (Articles 434-1à7.) Si c'est un médecin qui fait le signalement, il signale la personne supposée maltraitée mais il ne doit pas nommer l'auteur présumé. Si un médecin est supposé maltraitant, outre le signalement aux autorités il convient de le signaler au conseil de l'ordre des médecins. De même s'il s'agit d'un professionnel de santé, on doit prévenir son ordre professionnel.

Le médecin est dans une situation privilégiée pour **reconnaitre et signaler** les maltraitances puisqu'il peut mieux que tout un chacun s'en rendre compte et le signaler sans risque personnel.

L'article 226-14 du code pénal : *L'article 226-13* (sur l'obligation du respect du secret professionnel*) n'est pas applicable dans les cas où la loi impose ou autorise la révélation du secret. En outre, il n'est pas applicable :*

1° A celui qui informe les autorités judiciaires, médicales ou administratives de privations ou de sévices, y compris lorsqu'il s'agit d'atteintes ou mutilations sexuelles, dont il a eu connaissance et qui ont été infligées à un mineur ou à une personne qui n'est pas en mesure de se protéger en raison de son âge ou de son incapacité physique ou psychique ;

2° Au médecin ou à tout autre professionnel de santé qui, avec l'accord de la victime, porte à la connaissance du procureur de la République ou de la cellule de recueil, de traitement et d'évaluation des informations préoccupantes relatives aux mineurs en danger ou qui risquent de l'être, mentionnée au deuxième alinéa de l'article L. 226-3 du code de l'action sociale et des familles, les sévices ou privations qu'il a constatés, sur le plan physique ou psychique dans l'exercice de sa profession et qui lui permettent de présumer que des violences physiques, sexuelles ou psychiques de toute nature ont été commises. Lorsque la victime est un mineur ou une personne qui n'est pas en mesure de se protéger en raison de son âge ou de son incapacité physique ou psychique, son accord n'est pas nécessaire ;

3° Aux professionnels de la santé ou de l'action sociale qui informent le préfet et, à Paris, le préfet de police du caractère dangereux pour elles-mêmes ou pour autrui des personnes qui les consultent et dont ils savent qu'elles détiennent une arme ou qu'elles ont manifesté leur intention d'en acquérir une.
Le signalement aux autorités compétentes effectué dans les conditions prévues au présent article ne peut engager la responsabilité civile, pénale ou disciplinaire de son auteur, sauf s'il est établi qu'il n'a pas ***agi de bonne foi****.*

On lit donc qu'il s'agit d'une dérogation au secret professionnel. Celle-ci incite à signaler la maltraitance des personnes vulnérables, mais en aucune façon à dénoncer un auteur présumé et bien entendu à agir en toute bonne foi.

LES ENFANTS ET LES MINEURS : C'est la description du syndrome des enfants battus [32] en 1962 qui attira l'attention sur les sévices des enfants. La loi du 5 mars 2007 considère l'enfant *en danger ou en risque de l'être* et la loi du 14 mars 2016 vise à *préserver l'enfant et son avenir.*

Le **code de déontologie** en fait une obligation :

Art 43 *Le médecin doit être le défenseur de l'enfant lorsqu'il estime que l'intérêt de l'enfant est mal compris ou mal préservé par son entourage.*

Art 44 *Lorsque le médecin discerne qu'une personne auprès de laquelle il est appelé est victime de sévices ou de privations, il doit mettre en œuvre les moyens les plus adéquats pour la protéger en faisant preuve de prudence et de circonspection.*

S'il s'agit d'un mineur de quinze ans ou d'une personne qui n'est pas en mesure de se protéger en raison de son âge ou de son état physique ou psychique il doit, sauf circonstances particulières qu'il apprécie en conscience, alerter les autorités judiciaires, médicales ou administratives.

Le médecin généraliste ou le pédiatre sont le plus souvent le détecteur, c'est plus rarement le médecin scolaire, le médecin de PMI, l'urgentiste, le chirurgien ou le gynécologue. La priorité est de soustraire le jeune à sa maltraitance par tous moyens. La diagnose est très diverse. Parfois facile lors d'un épisode aigu tel *l'enfant secoué* pouvant imposer une hospitalisation dont on doit s'assurer auprès du confrère hospitalier. Mais souvent le diagnostic est difficile et tardif devant des tableaux symptomatiques extrêmement divers, cliniques ou psychiques. C'est parfois devant de petits signes traduisant un enfant ou un adolescent qui ne va pas comme il conviendrait ou qui parait négligé. Difficile et pourtant capital pour le pronostic d'avenir de ce jeune.

---

[32] Kempe (C.H.) et al., The battered child syndrome. *Journal of the American medical association,*1962, vol.181, p. 17-21

Le signalement de sévices sur mineur doit être adressé directement au Procureur.

Quelle que soit la mesure de protection envisagée, les critères de **gravité et d'urgence** doivent présider à l'orientation du signalement (violences, sévices sexuels...). Le Procureur qui en est le destinataire pourra renvoyer au président du conseil départemental (ex-conseil général) si les éléments sont insuffisants après enquête de ses services ; Ou saisir le juge des enfants pour suites à donner.

L'information préoccupante est le recours hors les situations d'urgence. Aux termes de l'article R. 226-2-2 du code de l'action sociale et des familles *L'information préoccupante est une information transmise à la cellule départementale mentionnée au deuxième alinéa de l'article L. 226-3 pour alerter le président du conseil départemental sur la situation d'un mineur, bénéficiant ou non d'un accompagnement, pouvant laisser craindre que sa santé, sa sécurité ou sa moralité sont en danger ou en risque de l'être ou que les conditions de son éducation ou de son développement physique, affectif, intellectuel et social sont gravement compromises ou en risque de l'être.*

La finalité de cette transmission est d'évaluer la situation d'un mineur et de déterminer les actions de protection et d'aide dont ce mineur et sa famille peuvent bénéficier.

Soit que la santé, la sécurité ou la moralité de ce mineur soient **considérées être en danger ou en risque de danger ;**

Soit que les conditions de son éducation ou de son développement physique, affectif, intellectuel et social soient **considérées être gravement compromises ou en risque de l'être.**

Le médecin doit tirer la sonnette d'alarme à chaque fois qu'il pense qu'il conviendrait de diligenter une enquête sociale, aider un enfant en difficulté s'il existe des troubles de la parentalité, s'il existe une suspicion d'addiction dans la famille, un adolescent fugueur, ou au comportement particulier (radicalisation), un enfant pas ou mal vacciné, des problèmes de moralité, de compromission des conditions d'éducation, de compromission du développement physique, affectif, intellectuel et social, de sécurité, de menace.

Le médecin n'est pas enquêteur, Dans le cadre de la transmission d'informations, .il porte à la connaissance de la cellule ses appréhensions. Il ne peut pas être sanctionné pour diffamation même si celles-ci n'étaient pas confirmées, car seules des informations transmises, les sachant fausses, seraient de la diffamation et donc sanctionnables.

Le médecin peut téléphoner à la cellule afin de demander conseil sans donner le nom du patient, ou **adresser un courrier qui ne saurait être un certificat** au médecin de la cellule sous pli confidentiel, après avoir demandé l'accord des parents dans la mesure du possible en leur présentant cette mesure comme une aide que les intervenants de la cellule pourront mettre en place.

La cellule départementale de recueil et d'évaluation de l'information préoccupante (CRIP) est au centre du dispositif créé par la loi puisqu'elle est chargée de recueillir et d'évaluer les informations. Elle est en général pluridisciplinaire, composée d'un pôle social et d'un pôle administratif, mais on constate de grandes disparités selon les départements. Elle peut faire appel, si besoin, à des personnes ressources. La rédaction par un médecin du signalement qui doit être écrit, ne mentionnera que des faits objectifs d'examen ou rapportera des dires du jeune ou de son entourage accompagnant, sans les faire siens.

On conçoit la **difficulté d'un tel signalement dans sa patientèle**, en sachant que tous les milieux sociaux peuvent être concernés, que les familiers proches ou scolaires sont plus souvent en cause que des inconnus, que le jeune peut minimiser ou nier les faits, que les tiers peuvent désavouer et que les preuves sont souvent absentes.

Il n'en demeure pas moins qu'une extrême vigilance doit être apportée au comportement et des enfants et de leurs proches, tant est lourde de conséquences pour l'enfant ou l'adolescent le non-diagnostic de sa maltraitance, son avenir et sa vie même pouvant être en danger.

LES VIOLENCES FAITES AUX FEMMES

La femme qui désormais dans notre société s'affirme de plus en plus dans la sphère socioéconomique et même devient majoritaire dans les professions de santé notamment en médecine demeure une proie pour de nombreux prédateurs souvent parmi les plus proches du milieu familial ou professionnel.

C'est en particulier aux violences conjugales que **la loi du 20/07/2020** a voulu s'adresser. Maltraitance quotidienne ou plus rarement hélas féminicide.[33] Elle se rencontre dans toutes les couches de la société.

En son **article 12** elle stipule : *Au médecin ou à tout autre professionnel de santé qui porte à la connaissance du procureur de la République une information relative à des violences exercées au sein du couple relevant de l'article 132-80 du présent code, lorsqu'il estime en conscience que ces violences mettent la vie de la victime majeure en danger immédiat et que celle-ci n'est pas en mesure de se protéger en raison de la contrainte morale résultant de l'emprise exercée par l'auteur des violences. Le médecin ou le professionnel de santé doit s'efforcer d'obtenir l'accord de la victime majeure ; en cas d'impossibilité d'obtenir cet accord, il doit l'informer du signalement fait au procureur de la République ;*

Le signalement aux autorités compétentes effectué dans les conditions prévues au présent article ne peut engager la responsabilité civile, pénale ou disciplinaire de son auteur, sauf s'il est établi qu'il n'a pas agi de bonne foi.

Il apparait que la loi vise à sanctionner ces violences mais aussi et plus encore à les prévenir par la protection des femmes menacées. Et c'est bien souvent au médecin ou à un autre professionnel de santé que la situation de violence va apparaitre et que dès lors il va devoir choisir et décider d'une conduite à tenir.

Le diagnostic de violences conjugales se rencontre en circonstances diverses. C'est rarement dans un contexte de grande violence parfois avec armes auquel cas c'est l'appel en urgence soit au 17 soit au procureur de la république. De manière

[33] 146 féminicides en 2019 et 90 en 2020 selon le ministre de la justice. 2 février 2020.

plus fréquente désormais c'est la patiente qui se plaint d'être victime et veut porter plainte ou demande de l'aide. C'est aussi souvent à l'occasion de signes physiques traumatiques plus ou moins bénins plus ou moins récents parfois cachés ou désattribués, ou devant des troubles psychologiques de la mère ou d'un enfant comme on l'a vu plus haut. Le médecin doit être attentif et savoir recueillir les éléments d'une violence inavouée.

La violence étant reconnue il convient d'**informer** la personne des aides dont elle peut bénéficier : association d'aide aux victimes, 3919, possibilité de porter plainte. En l'absence d'urgence ne pas l'abandonner et la revoir à court terme car les situations de famille sont souvent complexes surtout avec des enfants.

Le consentement doit être recherché par le médecin auprès de la patiente et facile à obtenir si celle-ci veut déposer plainte contre son violenteur. Mais dans certaines circonstances où la vie de la patiente ou d'enfants peuvent être en danger immédiat alors même qu' elle refuse de consentir c'est alors au médecin d'intervenir auprès des autorités.

Dans ces circonstances il est de règle que des **certificats médicaux** soient rédigés.[34]

Le médecin doit établir un certificat médical constatant les violences même si la personne victime n'en fait pas la demande. Il peut également faire un signalement des sévices constatés au procureur de la république avec l'accord de la personne.

Comme tout certificat il doit être daté en toutes lettres du jour de sa rédaction, même si les faits sont antérieurs. La date d'examen de la patiente doit aussi y être inscrite.

Il doit :

Indiquer uniquement les faits médicaux personnellement constatés. Il doit décrire minutieusement et très précisément les lésions qu'il observe (localisation, type, couleur, taille, profondeur...) et bannir toute interprétation et spéculation, notamment sur leur origine. Il peut joindre au certificat des photos datées des lésions et/ou un schéma.

---

[34] *Que faire face à une femme victime de violences.* Fiche pratique du 24 octobre 2019. CNOM.

Noter ce que la personne exprime en citant ses mots entre guillemets. La personne explique que « ... ». Utiliser toujours le conditionnel. Par exemple : « x dit avoir été victime de... »

Noter l'éventuel retentissement psychique des violences alléguées.

Préciser si la patiente est enceinte (la grossesse peut être un facteur aggravant). Noter les antécédents s'ils ont un rapport avec les faits.

***Utilité du certificat initial** : La victime peut avoir besoin de ce certificat lors de son dépôt de plainte. C'est dans ce certificat que doit être, le cas échéant, déterminée l'incapacité totale de travail personnel (ITT). Elle correspond à la durée de la gêne notable dans les activités quotidiennes et usuelles de la victime, notamment : manger, dormir, se laver, s'habiller, sortir pour faire ses courses, se déplacer... Une patiente retraitée ou sans activité professionnelle peut avoir une ITT. La durée de l'ITT est une responsabilité importante confiée au médecin. Elle est prise en compte pour déterminer la gravité de l'infraction. La détermination de l'ITT peut être difficile. C'est pourquoi cette ITT pourra être évaluée et fixée ultérieurement par un médecin légiste sur la base des signes cliniques, des lésions physiques et du retentissement psychologique décrits avec minutie dans le certificat médical initial.*

***La détention du certificat** : Le médecin remet le certificat en main propre à la personne et l'indique sur le certificat. Si elle ne souhaite pas récupérer le certificat, le médecin le conserve dans son dossier au cas où elle en aurait besoin un jour. Le médecin rédacteur en garde une copie.*

LA PROTECTION DES MAJEURS HANDICAPES

La protection juridique. Le majeur de plus de 18 ans qui ne peut plus assurer tous les actes de la vie civile peut être protégé juridiquement par le juge des tutelles. Le code civil en précise les modalités : (Art 467 à 472.)

La loi du 5 mars 2007 par le **mandat de protection future,** permet à toute personne de désigner qui sera son mandataire au cas où le besoin s'en ferait sentir. C'est le mandataire qui mettra en route la mise sous protection en s'adressant au tribunal d'instance.

La demande de mise sous protection adressée au tribunal d'instance, au juge des tutelles mentionnant l'état civil de la personne, doit être accompagnée par un certificat médical établi par un médecin. La demande de mise sous protection peut émaner de la personne elle-même, du conjoint, de la famille, des proches voire du juge des tutelles ou du procureur.

Le certificat médical mentionnant l'identité de la personne devra préciser l'altération de ses facultés, la nécessité de l'assistance à lui apporter et si elle est susceptible de voter ; indiquant par ailleurs si son audition est sans danger pour elle et si elle est hors d'état d'exprimer sa volonté.

C'est au juge de décider quelle protection est adéquate :

- **La sauvegarde de justice** vise un trouble provisoire physique ou mental, permettant une protection rapide pour une durée de 2 mois renouvelable, le juge désignant un ou deux mandataires.

-**La curatelle** entraine une protection plus longue d'un maximum de 5 ans renouvelable. Elle comporte trois degrés : **curatelle simple** où seuls les actes importants type ventes immobilières seront soumis au curateur ; **curatelle aménagée** « à la carte » par le juge ; **curatelle renforcée** où le curateur règle toutes les dépenses, la personne peut voter, tester mais n'est plus éligible et ne peut plus faire de donation. Elle peut se marier mais avec autorisation du curateur.

-**La tutelle** également d'une durée de 5 ans renouvelable. La personne perd tous ses droits civils sauf l'autorité parentale.

Le signalement de maltraitances aux autorités reste de mise.

Ces protections juridiques ne mettent pas pour autant les personnes handicapées ou vulnérables à l'abri d'actions ou omissions maltraitantes. Il faut rappeler l'obligation **civique du signalement** par toute personne de bonne foi (Code Pénal Art. 434-1 à 7 suscité) auprès du procureur.

LES PERSONNES AGEES.

De la même façon les personnes âgées sont aussi susceptibles de maltraitances physiques et psychologiques. Ce phénomène mérite qu'on s'y arrête car il devient prégnant du fait du vieillissement des populations qui s'accroit rapidement dans les pays développés dont le nôtre, mais aussi du fait que la vulnérabilité s'accroit aussi avec l'âge, qu'enfin le séjour en institution, maisons de retraites, foyers, EHPAD rend compte de certaines formes de maltraitances. Selon l'OMS une personne âgée sur 10 est maltraitée.[35]

Les formes de maltraitances sont hélas nombreuses. Chez ces personnes il s'agit d'actes ou absences d'intervention plus ou moins répétés dans le cadre d'une relation censée être une relation de confiance entrainant une souffrance physique ou morale. Ces maltraitances sont diverses : rationnements matériels ou financiers, abandon, négligences, atteintes à la dignité, au respect, soins défaillants (escarres)... Le diagnostic est souvent difficile car la personne peut craindre si elle se plaignait de mesures de rétorsion d'où qu'elles viendraient.

Certaines situations sont favorisantes :

-Concernant la victime : état psychique ou caractériel détérioré, grande dépendance ou handicap important, isolement social, dépendance financière, même aidant depuis longtemps...

-Concernant l'aidant : inaptitude physique troubles psychiques, n'acceptant pas volontiers, compagnonnage ancien, épuisement, isolement...

-Concernant les institutions : formations défaillantes, surcharge de travail, non motivation, dysfonctionnements, mauvaise gestion...

Parfois des signes peuvent alerter chez la victime : peur, apathie, dépression, chutes ecchymoses, plaies... ou chez l'aidant : plaintes, dépréciation de la victime, isolement ou reproches à son encontre...

---

[35] Organisation mondiale de la santé. *Aide-mémoire*, septembre 2016.

PERSONNES PRIVEES DE LIBERTE.

La prison demeure dans de nombreux domaines, un lieu de non- respect de l'accès aux soins, de la protection de la santé et de la dignité du détenu, notamment de la personne malade, handicapée ou en fin de vie... [36] Les choses n'ont pas fondamentalement changé sauf que depuis, la **radicalisation salafiste** est venue surajouter un problème difficile.

La privation de liberté et la privation des droits civiques sont attachées à la peine d'incarcération que celle-ci soit préventive ou punitive ; mais pour autant les **presque 70.000 personnes incarcérées** en France en 2016 **devraient pouvoir continuer à jouir de leurs droits humains fondamentaux**. Cela est rarement le cas.

Cette population cache **des problèmes de santé spécifiques** : les jeunes de 18- 24 ans en proportion très nombreux (7 fois plus que dehors), un sur trois est toxicomane, 15% d'illettrés, 25% de déscolarisés avant 16 ans, 5% de SDF, 10% de logis précaires...17% bénéficient de la CMU mais 13% n'ont aucune protection sociale !! En 2016, on dénombrait 1 à 2% de mineurs, 3,5% de femmes, 96% d'hommes.

La prison regroupe en un lieu clos **toute la misère du monde** : jeunes, adultes et vieillards y séjournent de concert, et le plus souvent dans une **grande promiscuité**. En ces lieux concentrationnaires, le droit humain fondamental à la protection de la santé y est trop souvent bafoué.

Sans parler des **addictions**, des transmissions de MST, des agressions sexuelles ou non, des insuffisances d'hygiène, des contagions notamment tuberculeuses. Nous concentrerons notre attention sur les soins et la carence psychiatrique.

La prison est devenue le lieu d'enfermement des malades psychiatriques que ne sont plus les CHS. 20% des prisonniers ont des problèmes psychiatriques que *l'hôpital seul peut soigner et accompagner* et dont 4.000 sont schizophrènes, 16% ont des antécédents psychiques antérieurement à leur incarcération laquelle est responsable de « dépressions » chez 18% d'entre eux *: la dégradation de la santé mentale des détenus constitue un phénomène très inquiétant.*

---

[36] Comité National Consultatif d'Ethique (CNCE). Rapport sur les prisons,2006

La démographie des psychiatres du cadre hospitalier sectorisé est telle, que déjà en pénurie grave pour les besoins des populations. Que dire du secteur carcéral réduit à sa plus simple expression ! C'est dire que le repérage des troubles et de la dangerosité est le plus souvent à l'initiative des surveillants. Quand un psychiatre vient deux demi- journées par semaine il peut s'écouler des mois avant qu'un nouveau détenu soit entendu…s'il a encore quelque chose à dire.

Le devoir d'ingérence des soignants avait été souligné par le CNCE préconisant : **en amont de l'incarcération** de s'intéresser aux problèmes de santé mentale des mineurs en difficulté et de toute personne vulnérable. **Lors de la mise en examen :** Éviter l'incarcération de présumés innocents non dangereux. **Lors du jugement :** Ne pas envoyer en prison les psychopathes graves. **Au cours de l'emprisonnement :** Faire accueillir en soins palliatifs les détenus en fin de vie ayant été libérés pour raison médicale. Par ailleurs les personnes très âgées, les grands handicapés et les sujets souffrant de graves troubles psychiatriques devraient quitter à jamais la prison.

Les entraves pendant les consultations et l'absence de confidentialité sont considérées *comme absolument inacceptables en dehors de circonstances exceptionnelles* et **certaines mesures disciplinaires** *sont à réduire et limiter dans leur durée* (122 suicides en prison par an dont 7 fois plus au mitard qu'en cellule). La peine de mort abolie s'est-elle trouvé un succédané ?

Le CNCE demande aux soignants de *favoriser les liens directs avec la population carcérale et d'être attentifs à tout ce qui provoque une dégradation de l'être, telles l'humiliation, la violence et la désespérance. Ils ont un devoir d'ingérence dans les domaines où sont mis en jeu l'intégrité physique ou mentale du détenu, le droit à la protection de sa santé ou le respect de sa dignité humaine.* Il ne faut pas se cacher que les vraies solutions se trouvent ailleurs que dans la médecine. ***La médecine arrive après la bataille s'il est vrai que la détresse des personnes est d'abord et avant tout une question de justice sociale***

Les détenus sont victimes de maltraitances de la part de codétenus, parfois de certains surveillants et comme on le voit du système carcéral actuel. Il importe que le médecin amené à examiner de tels patients puisse imposer la confidentialité autour du patient examiné, droit fondamental, et signaler en tant que de besoin auprès de l'autorité carcérale voire auprès du défenseur des droits ou son délégué régional ou le Contrôleur Général des lieux de Prévention d'éventuelles maltraitances.

De même dans **les gardes à vue ou les centres de rétention**, une particulière attention doit être portée aux enfants, et à tous ceux qui se trouvent ici en situation particulièrement vulnérable.

LES MILIEUX SECTAIRES

La mise en condition et le recrutement restent assez univoques : D'abord séduction puis accoutumance enfin dépendance. Le schéma sera d'autant plus efficace que la personne – gibier sera en état de relative faiblesse, dépendance ou confiance.

Les proies sont légions. Dans notre société les personnes en danger sont très nombreuses : solitude, chômage, vieillesse, éclatement familial, crises d'adolescence, incarcération, et plus récemment les radicalisations mais aussi sur le plan santé : toxicomanies, affections au long cours ou sans guérison connue en particulier désordres psychiatriques.

Il convient de mettre en avant **les enfants,** [37] proies électives à la fois de la secte et parfois de leur environnement parental ou familial. L'enfant victime n'est pas rare : 60.000 à 100.000 selon les estimations. Outre le vol du temps de son enfance voire de son existence, certains n'étant même pas déclarés à l'Etat-Civil, signalons l'enfermement parfois sous le couvert d'internats en écoles cultuelles ou d'éducation dans la famille, le conditionnement, la culpabilisation, la privation de soins, les violences physiques et abus sexuels.

La situation d'un mineur en danger ne se limite pas à des situations de maltraitances avérées mais implique la prise en compte d'un risque potentiel dans le cadre d'une prévention nécessaire. Il y a risque lorsque les mineurs sont exposés à des

---

[37] Assemblée nationale, E*nfance volée. Les mineurs victimes des sectes* ? rapport,2006.

conditions d'existence susceptibles de mettre en danger leur santé, leur sécurité, leur moralité ou leur éducation.

Les prédateurs. Dénoncé par les pouvoirs publics, le recrutement des sectes s'appuie sur des relais très variés. Selon la Miviludes (Mission interministérielle de vigilance et de lutte contre les dérives sectaires)[38] **,40%** des signalements portaient sur la santé : **17%** sur les médecines alternatives, **14%** psychothérapies, **7%**, sur les psychothérapies-méditation, **5%** sur les radicalisations islamiques, **15%** portaient sur les mineurs, 20% sur la sécurité. Les signalements dans le domaine de la santé ont doublé en 3 ans.

Les milieux « psychothérapeutes » ont attiré l'attention : leur nombre s'est accru de plus d'un tiers de 1998 à 2004. On comptait en 2004 en France 13.000 psychiatres et 15.000 psychothérapeutes **dont la majorité sans diplômes ni garanties de probité et d'éthique**. On estime à 3 à 5 millions les personnes consultantes par année. C'est dire si un tel vivier est une tentation quotidienne pour les sectes. Quant au titre de psychothérapeute, la loi du 30 juin 2004 et le décret 2010-534 tentent de réglementer par une formation spécifique et une inscription annuelle sur liste départementale cette activité très exposée,

Quant au **corps médical déviant**, il est estimé à l'époque à environ 3.000 praticiens avec certains « *racolés* » et d'autres « *racoleurs* ». Racolé d'autant plus facilement que fragile, stressé, déprimé. Racoleur devenu un agent recruteur auprès de ses patients. Les médecines alternatives, hypnose, psychiatrie, cancer sont une source d'emprise sur les personnes fragilisées par la maladie ou les aléas de la vie. Une offre de soins parallèles vient concurrencer le système de santé surtout lors de maladies de longue durée. Le marché de l'emploi adynamique, est un terreau favorable pour un essor de formations prometteuses de revenus rapides avec peu d'investissement.

Une coopération avec les ordres professionnels de santé est instituée.

[38] Miviludes. Rapport annuel.2015

LES POPULATIONS_MIGRANTES

C'est **une population très nombreuse**, celle des immigrants séjournant sur notre territoire métropolitain ou dans les DOM-TOM (La Guyane étant à cet égard en pointe) en situation régulière ou non. Qu'on les définisse **« en précarité »** ou **« démunies »** (Ph. Biclet), elles cumulent en effet tous les handicaps.

Leur nombre est approximatif mais on peut l'approcher si l'on sait que **146.000** personnes relevaient de l'AME (aide médicale d'état) en 2006 et que sont estimées à **3 ou 400.000** les personnes séjournant 9 années sur le territoire national (métropole) en situation irrégulière. Certains pourtant séjournent légalement d'autres non et parfois les deux dans une même famille.

Ils vivent dans des situations diverses puisque parfois en milieu fermé (enfermement administratif) mais le plus souvent en liberté dans des logements volontiers insalubres voire sans domicile fixe.

Ils sont jeunes, enfants, adultes voire vieillards. Ils sont célibataires ou en famille. Certains travaillent légalement ou « au noir ». Le plus souvent ils ne travaillent pas ou n'en ont pas le droit.

Leur vulnérabilité est de multiples causes le plus souvent intriquées : logement précaire, absence de revenu, sous-alimentation, ignorance des droits administratifs ou de la langue, culture et religions d'outre Europe ; et pour ce qui concerne la santé : manque d'hygiène, promiscuité vectrice de transmission d'infections quand elles ne sont pas déjà présentes : MST, tuberculose, paludisme sans oublier les addictions et les pathologies psychiatriques.

L'accès aux soins leur est généralement possible de par la CMU (puis la PUMA depuis le 1/01/2016) ou l'AME selon qu'ils séjournent légalement ou non. Mais l'ignorance fait qu'ils n'en profitent pas toujours. Enfin il existe dans toutes les grandes villes des ONG et le SAMU social à Paris tant il est vrai que la grande misère peut plus aisément se reconnaître dans une grande ville :

Le médecin proche consulté comme les professionnels de santé **œuvrant dans les ONG** voire les bénévoles qui sont à leurs côtés quotidiennement s'impliquent auprès de ces gens pour leur apporter ce qu'ils leur doivent : aide psychologique, information sur leurs droits, orientation sur les structures efficaces, enfin prise en charge et soins.

L'immigration en France ne fait que commencer quelle que soit sa provenance, européenne, maghrébine, africaine ou asiatique. Dans un double souci à la fois de secours aux individus et de Santé Publique, il importe que le corps médical s'implique dans cette tâche dont l'avenir est certain.

CONCLUSION

Au total on a vu que la Médecine choisit ses médecins mais que ceux ou celles-ci choisissent leur destin au cours de leur cursus en fonction de leurs désirs, opportunités et chance.

Ensuite il reste alors à chacune et chacun tout au long d'une **carrière de plus de trente années** de faire en sorte que, responsables et indépendants les soignants apportent à chaque patient ce qu'il est en droit d'attendre au mieux de sa santé et de ses intérêts du fait des choix pris et des décisions proposées.

CHAPITRE III

MEDECINE ET PATIENTS : Le choix est- il la règle ?

Les lois françaises reconnaissent des droits aux personnes séjournant sur notre territoire. Les patients sont sensés pouvoir choisir de se soigner et se faire soigner. Le médecin traitant et les moyens dont il peut s'entourer devraient permettre à chacun de se sentir en sécurité sanitaire. Or il apparaît qu'il n'en soit pas toujours ainsi. Loin s'en faut

LES DROITS RECONNUS A LA PERSONNE

Non un droit à la santé mais un droit aux soins. Nul ne peut garantir le droit à la santé pour tout un chacun. En effet les aléas de la génétique, de la conception, de la grossesse mais aussi de la vie sociale et professionnelle, des modes de vie comme de l'environnement sont sources multiples d'atteintes à la santé ou à l'intégrité des personnes.

Mais **la loi n°2002-303 du 4 mars 2002** stipule : *Le droit fondamental à la protection de la santé doit être mis en œuvre par tous moyens disponibles au bénéfice de toute personne. Les professionnels, les établissements et réseaux de santé, les organismes d'assurance maladie ou tous autres organismes participant à la prévention et aux soins, et les autorités sanitaires contribuent, avec les usagers, à développer la prévention, garantir l'égal accès de chaque personne aux soins nécessités par son état de santé et assurer la continuité des soins et la meilleure sécurité sanitaire possible.*

La loi garantit *le droit à la personne malade au respect de sa dignité.* (CSP L 1110-2) et *aucune personne ne peut faire l'objet de discriminations dans l'accès à la prévention ou aux soins.* (CSP L 1110-3).

Toute personne a, compte tenu de son état de santé et de l'urgence des interventions que celui-ci requiert, ***le droit de recevoir, sur l'ensemble du territoire, les traitements et les soins les plus appropriés*** *et de bénéficier des thérapeutiques dont l'efficacité est reconnue et qui garantissent la meilleure sécurité* *sanitaire et le meilleur apaisement possible de la souffrance au regard des connaissances médicales avérées* (CSP L 1110-5*).*

Le droit au respect de la confidence (CSP L 1110-4). *Toute personne prise en charge par un professionnel de santé, un établissement ou service a droit* ***au respect de sa vie privée*** *et* ***du secret des informations*** *la concernant.*

Le droit du malade au libre choix *de son praticien et de son établissement de santé et de son mode de prise en charge, sous forme ambulatoire ou à domicile, en particulier lorsqu'il relève de soins palliatifs au sens de l'article L. 1110-10, est un principe fondamental de la législation sanitaire. (CSP L 1110-8).*

Les limitations apportées à ce principe par les différents régimes de protection sociale ne peuvent être introduites qu'en considération des capacités techniques des établissements, de leur mode de tarification et des critères de l'autorisation à dispenser des soins remboursables aux assurés sociaux.

Le droit à l'information. (CSP L 1111-2). *Toute personne a le droit d'être informée sur son état de santé. Cette information porte sur les différentes investigations, traitements ou actions de prévention qui sont proposés.* De même pour ce qui concerne les frais éventuels (CSP L 1111-3) et ce gratuitement.

Le droit au consentement : (CSP L 1111-4). *Toute personne prend, avec le professionnel de santé et compte tenu des informations et des préconisations qu'il lui fournit, les décisions concernant sa santé.*

Toute personne a le droit de refuser ou de ne pas recevoir un traitement. Le suivi du malade reste cependant assuré par le médecin, notamment son accompagnement palliatif.

... Aucun acte médical ni aucun traitement ne peut être pratiqué sans le consentement libre et éclairé de la personne et ce consentement peut être retiré à tout moment.

Ainsi la République proclame des droits fondamentaux à la personne. Mais qu'en est- il sur tout le territoire ? Et quels choix pour tout un chacun ?

CHOISIR DE SE SOIGNER :

Le droit et la possibilité de soigner évoluent avec la société.

Soigner c'est procurer le ou les moyens par lesquels on s'efforce de conserver ou rendre la santé à quelqu'un, soi-même ou les siens. Selon la définition de l'OMS, on note que la notion de bien-être entre aussi dans le cadre de la santé [39] . Chaque personne peut ainsi prendre en charge le ou les soins qui lui paraissent nécessaires ou simplement utiles, et qui peuvent être très divers. Tant que le soin est administré par l'usager pour lui-même ou les siens, il convient de respecter sa décision, qu'on peut supposer libre et éclairée, et sous réserve qu'il ne contrevienne pas à la loi. Il n'engage ici que sa propre responsabilité.

Soins habituels d'hygiène et de nutrition, discipline ou qualité de vie aux frontières de la prévention, pratique d'activités physiques ou sportives hors compétition. Toutes activités de par leurs diversités difficiles à apprécier, car même si recommandées par les campagnes de prévention ou même prescrites, elles ne relèvent pas habituellement de l'assurance maladie.

Prises de substances pour pallier ou prévenir des faiblesses alléguées ou ressenties : nutriments, alicaments, vitamines… sans pour autant verser dans les produits dopants interdits, dangereux ou réprimés.

L'automédication ou plus largement l'auto-soin (self care). Se soigner c'est aussi consommer des médicaments, utiliser des dispositifs médicaux ou des compléments alimentaires. C'est un phénomène en croissance, année après année, et qui n'est pas sans poser aujourd'hui à la fois un problème de santé publique en même temps qu'économique.

[39] Préambule à la constitution de l'OMS en 1946

Problème de santé publique.

La très forte consommation française de médicaments est peu tournée vers l'automédication ; pourtant celle-ci n'est pas pour autant négligeable.

Plusieurs raisons pour l'expliquer :

– L'éducation sanitaire et thérapeutique se développe dans une population de plus en plus informée et éduquée souhaitant se prendre en charge.

– Les difficultés croissantes pour consulter un médecin de premier recours dans un délai raisonnable.

– Le déremboursement d'un certain nombre de médicaments dits « de confort » et devenus accessibles sans prescription médicale voire sans l'avis du pharmacien.

– Les efforts publicitaires des firmes pharmaceutiques pour vanter ces produits tout autant que les firmes de cosmétiques qui sont souvent les mêmes.

Seule une partie des médicaments est accessible sans ordonnance : des médicaments non remboursables, et une partie des médicaments remboursables. Certains médicaments, remboursés lorsqu'ils sont prescrits par un médecin, peuvent également être achetés sans ordonnance. Dans ce cas, le médicament est intégralement à la charge du consommateur. Le prix de ces médicaments, dits remboursables, est fixé par les pouvoirs publics au niveau national, même quand ils sont accessibles en automédication. Les médicaments non remboursables, dits aussi « OTC stricts » (*pour Over the counter*) médicaments accessibles devant le comptoir, sont disponibles sans ordonnance, et vendus à prix libres par les seuls pharmaciens.

C'est un problème diversement apprécié :

– L'Ordre des médecins dès 2001 avait reconnu l'émergence de l'automédication insistant sur l'attention que devaient apporter les praticiens à la recherche de l'automédication devant des symptômes inadéquats et leurs dangers d'interférence ainsi que les risques de surdosage et d'accoutumance.[40]

---

[40] Jean Pouillard ; L'automédication. Rapport session du CNOM. Février 2001.

– Pour les pharmaciens, l'avis est favorable, mais nuancé [41]. Les médicaments sans ordonnance sont efficaces pour guérir certains troubles mineurs, tels que les maux de tête, le rhume, la fièvre, etc. Avec leur faible toxicité, ces types de produits ne présentent généralement pas de danger. Mais les risques ne sont pas nuls, car ils dépendent de l'état de santé de chaque personne.

– Les associations de consommateurs : Sont plus critiques [42]. À travers une étude publiée en novembre 2017, testant **62** produits parmi ceux les plus utilisés, le magazine *60 millions de consommateurs* a voulu démontrer que, parmi les médicaments les plus vendus disponibles sans ordonnance, près d'un sur deux était à proscrire, vu le rapport bénéfice-risque de ces produits défavorable ; **33 %** des médicaments étaient jugés passables par le magazine, expliquant que leur efficacité bien que faible ou non prouvée, étaient généralement bien tolérés. Enfin, seulement **21 %** des médicaments évalués sont à privilégier pour leur rapport bénéfice-risque favorable.

Un budget non négligeable. L'automédication représente un tiers des dépenses de médicaments des ménages et **12 %** du total des paiements directs des Français.[43]

L'automédication se développe dans toute l'Europe bien qu'à un moindre degré aussi en France. Plus de **4 000** médicaments y sont accessibles sans prescription médicale et **80 %** des Français y ont recours. La consommation française de médicaments est élevée : **30,3 milliards** d'euros en 2019, Chaque Français a dépensé ainsi **29 %** de plus pour ses médicaments que la moyenne des pays de l'OCDE, et jusqu'au double des dépenses danoises.

En revanche, la consommation de médicaments sans ordonnance apparaît peu développée en France, puisqu'ils ne représentent que **6,4 %** des dépenses de médicaments en

[41] Selon *pharmashopi.com.*
[42] Selon *UFC Que choisir.* Mars 2012
[43] Selon UFC *Que choisir.* Mars 2012

pharmacie d'officine soit 1,65 milliard d'euros en médicaments non remboursables. (AFIPA). En 2019, le Selfcare s'est maintenu en valeur à **3,7 milliards €** et représente **10%** des ventes en pharmacie. La croissance des dispositifs médicaux du Selfcare **(+ 5,6 %)** et des compléments alimentaires **(+ 5,6 %)** parviennent néanmoins à compenser la baisse des médicaments d'automédication **(- 4 %).** L'automédication – segment du Selfcare – est particulièrement impactée par les différentes mesures réglementaires de ces dernières années.

SE FAIRE SOIGNER : CHOISIR UN SOIGNANT

LE CHOIX D'UNE AUTRE MEDECINE

Les médecines non conventionnelles sont devenues une donnée de santé de plus en plus sollicitée par les patients, mais aussi proposée par un certain nombre de médecins, de professionnels de santé et bien sûr aussi par des zélateurs plus ou moins intéressés. Les pouvoirs publics en ont pris conscience. [44]

Leur promotion qui n'est pas si récente relève de nombreux facteurs :

Qui tiennent pour une part aux patients. Plus instruits et informés, disposant du droit des personnes à prendre en charge leur santé, conseillés par des médias aux objectifs divers où peuvent agir les lobbies pharmaceutiques profitant d'une automédication croissante, les sectes, tout aussi bien que les associations de patients ou d'usagers, les structures d'informations publiques de santé. Certains revendiquent donc de pouvoir s'adresser aux médecines alternatives et/ou complémentaires. (MAC) qui sont très nombreuses. Interviennent dans ces usages, les effets secondaires mal supportés, induits par de puissants médicaments qui permettent la survie de nombreux patients, greffés, VIH, cancers, ALD tels que diabétiques, hépatites chroniques, insuffisants rénaux, cardiaques...

---

[44] Centre d'analyses stratégiques. *Quelles réponses des pouvoirs publics à l'engouement pour les médecines non conventionnelles ?* Octobre 2012

D'autres aussi par le souci de promouvoir une vie plus saine, proche de la nature, écologique…et souhaitant des prises en charge par des démarches thérapeutiques originales mais sortant du domaine de la preuve scientifique.

D'autres sont en rapport avec les conditions faites à l'exercice de la médecine : désertification médicale expliquant : carences territoriales, écoute insuffisante du patient, brièveté des consultations, délais d'attente mal supportés pour les rendez-vous, ou dans les cabinets ou aux urgences, sans doute aussi, une certaine méfiance de certains vis-à-vis de la médecine traditionnelle efficace, et pour cela redoutée. Enfin de la difficulté d'accès au premier recours de soin ou de sa qualité supposée de moindre écoute

Faut-il souligner le rôle, aujourd'hui, de fausses assertions si facilement répandues sur les réseaux sociaux. Selon l'Ordre des médecins [45] **4** Français sur **10** y auraient recours soit **25** millions dont 60 % de cancéreux. La France est le premier consommateur d'homéopathie et produit les **2/3** de la production mondiale. **7 041** médecins se sont déclarés pratiquer ces médecines alternatives et surtout l'homéopathie, l'ostéopathie et l'acupuncture.

Plusieurs classifications du fait d'un grand nombre et de l'extrême variété :

- Il convient de citer les médecines traditionnelles orientales, chinoise mais aussi indienne, tibétaine voire japonaise qui peuvent se décomposer en mouvements et gymnastiques, acupunctures, massages, prescriptions phytothérapiques voire opothérapiques.

- Elles peuvent être classées selon certains en catégories thérapeutiques : celles fondées sur les produits naturels, celles fondées sur l'esprit et celles fondées sur les manipulations.

On peut aussi tenter une autre classification :

- Celles centrées sur les organes sensoriels : aromathérapie, auriculothérapie, vocale thérapie,

[45] Dr. R. Luigi. *Médecines alternatives et complémentaires*. CNOM Rapport de session. Avril 2013

musicothérapie, iridologie, chromatothérapie et pour ce qui est du tact : l'acupuncture et ses nombreuses adaptations...

- Celles centrées sur les produits naturels : phytothérapie, gemmothérapie, médecine dosimétrique (alcaloïdes), huiles essentielles ; hydrothérapie, crénothérapie, balnéothérapie, thalassothérapies ; héliothérapie ; argile, lithothérapie urinothérapie, apithérapie ; les thérapeutiques nutritionnelles : jeunes, alicaments, crudivorisme...

- Celles centrées sur l'anatomie : gymnastiques de diverses influences, massages orientaux, réflexologie (main, pied, face), fasciathérapie et les manipulations d'ostéopathie, de chiropraxie et leurs variantes...

- Celles enfin centrées sur l'esprit et le psychisme : Autosuggestion, hypnose, relaxation, psychogénéalogie, psychanalyse, sophrologie sans oublier les psychothérapies...

QUI SONT LES FOURNISSEURS DE SOINS

L'intervention d'un tiers soignant pose le problème de son rôle et de sa qualité.

- Prescrites ou réalisées par un médecin, les médecines alternatives entrent dès lors dans le cadre strict de l'assurance maladie et le coût paraît impossible à individualiser, on peut par contre déterminer les praticiens qui les dispensent exclusivement ou occasionnellement. On ne peut invoquer l'article L-4161-1 CSP, sur l'exercice illégal encore que ce praticien doive respecter le code de déontologie. Plus de 7 000 praticiens, pour rappel y ont recours.

- De même si le soin est délivré par un professionnel de santé suite à une prescription médicale ou dans le cadre de son rôle propre : L- 4311-1, L 4321-1, etc.

- Sans prise en charge de l'assurance maladie par contre est possible le recours à des professionnels, autorisés de par leur titre, bien que non professionnels de santé, alors même qu'ils y prétendent [46] et y agissent exclusivement dans leur activité professionnelle quotidienne. Tels sont les ostéopathes, chiropracteurs, certains psychothérapeutes et psychanalystes.

- Quant aux soignants *alternatifs* non autorisés :

---

[46] Conseil d'État 38-7595- *La pratique de l'ostéopathie ne constitue pas au sens du code de la santé publique l'exercice d'une profession paramédicale*

Pour traiter une affection somatique identifiée ou alléguée, voilà qui pose problème : cela peut aller à des pratiques plus opaques avec prescriptions de substances inconnues ou non contrôlables, de manœuvres ou de décisions variées notamment d'abandon de soin. Attention, le charlatanisme guette.

Recours à des soutiens pour les mal-être les plus divers et c'est alors le danger de manipulations, d'abus de faiblesse ou de dérives sectaires particulièrement chez les mineurs, les personnes âgées ainsi que lors de pathologies psychiques, toutes populations plus vulnérables.

On conçoit que parmi les très nombreux et divers pratiquants de ces nombreuses « médecines alternatives » tant en diagnostic qu'en thérapeutique puissent se glisser des malveillances solitaires ou structurées, des incompétences et puis aussi des bienfaisants.

CHOISIR UN MEDECIN ? OU TROUVER UN MEDECIN

PANORAMA DE L'OFFRE MÉDICALE

Le médecin n'est pas rare on l'a vu et pourtant la présence médicale apparaît de plus en plus insuffisante. Il faut d'une façon ou d'une autre trouver de la ressource à brève échéance.

C'est cruellement et quotidiennement ressenti en médecine générale d'autant qu'on a souhaité faire du *médecin traitant* le lien central du parcours de soin du patient : les *déserts médicaux* s'étendent en campagne, en banlieue, même à Paris intramuros le manque de généralistes devient préoccupant. Mais la carence affecte aussi peu ou prou toutes les spécialités, source de renoncements aux soins qui se multiplient et de ces dépassements d'honoraires par simple effet d'aubaine.

Le gouvernement doit faire face aux mouvements sociaux qui affectent non seulement les services d'urgences, mais tout l'ensemble hospitalier soutenu par les professionnels et les usagers.

Les médecins en activité libérale sont affranchis de l'obligation de participer au tour de garde depuis presque vingt ans, il paraît difficile de la rétablir. En effet :

Les généralistes libéraux ne seraient pas d'un grand secours, tous très (trop ?) occupés à raison de 50 à 60 heures de travail hebdomadaire ils ne sauraient faire beaucoup plus en l'état. Concernant les urgences, la garde territorialisée sur des secteurs désertifiés serait trop fréquente ou sur des territoires trop vastes et donc inopérante, réquisition ou pas.

Les généralistes salariés, de plus en plus nombreux, sont aux trente-cinq heures et même si des heures supplémentaires sont fréquentes (trop ? chez les urgentistes) elles ne peuvent être que contingentes. D'autant que c'est justement ce statut qu'ils ont choisi.

Les retraités actifs. Le cumul emploi-retraite. Depuis déjà un certain temps de plus en plus de médecins retraités reprennent ou conservent une activité partielle libérale ou salariée, voire bénévole, mais qui vient rendre service à la communauté et peut améliorer une retraite qui n'est pas toujours dorée. Selon le CNOM en 2015, ils étaient **14 665**. Ce sont donc un peu plus de 20 % d'entre eux qui ont choisi de poursuivre une activité professionnelle tout en percevant leur pension sur les **65 548** médecins retraités.

Au 1er janvier 2015, **9 992** médecins de ville exerçaient ainsi en cumulant leur retraite avec une activité professionnelle, soit les deux tiers de ceux qui ont opté pour ce dispositif (lancé en 2003 quand on a commencé à évoquer la désertification médicale). Alors que le cumul emploi retraite (et son assouplissement) avait été imaginé notamment pour lutter contre les déserts médicaux, les candidats au cumul exercent très majoritairement dans des zones où le manque de praticiens ne se fait pas trop cruellement sentir. Les plus gros bataillons **(40 %)** se retrouvent en Ile-de-France **(3 029)** et dans la région de Marseille **(1 331)**. *« Ce sont les deux régions de France où la vie est la plus chère, les médecins y choisissent d'abord le cumul pour maintenir leur niveau de vie »*. Pas surprenant quand on sait que la retraite moyenne versée au médecin libéral s'élevait à **2602 euros** par mois en 2015.
Ce cumul peut s'exercer dans les deux modes d'exercice libéral ou salarié hospitalier, quel que fût le mode d'exercice antérieur.

Quant aux hospitaliers, l'insuffisance chronique d'infrastructure comme de professionnels est encore plus mise en exergue lors de la pandémie malgré le dévouement des équipes.

LE SCHEMA IDEAL PROPOSE AUX USAGERS est de faire choix d'un **médecin traitant** le plus souvent généraliste lequel peut solliciter **une équipe de soin** disponible avec une prise en charge permettant à tout un chacun un accès aux soins de qualité.

Or on voit de plus en plus souvent que ce schéma ne fonctionne pas comme espéré. Le médecin traitant est devenu denrée rare et lorsqu'il existe sa disponibilité devient incertaine vu les difficultés de rendez-vous. L'équipe de soin est aussi défaillante dans certaines zones géographiques, ailleurs les prises en charges sont insuffisantes ou trop couteuses. L'accès aux soins se dégrade chez les plus pauvres et la pauvreté ne fait que croitre dans notre pays particulièrement dans ces déserts médicaux des zones rurales éloignées et des banlieues difficiles. Y trouver un médecin traitant est compliqué : Les médecins généralistes retraités n'y sont pas remplacés et les autres spécialistes de plus en plus rares ou lointains.

LES OUTILS DE L'INFORMATIQUE PEUVENT ETRE UNE AIDE [47]

Le dossier médical partagé

Afin de favoriser la prévention, la coordination, la qualité et la continuité des soins, les bénéficiaires de l'assurance maladie peuvent disposer, dans les conditions et sous les garanties prévues aux articles L. 1110-4 et L. 1110-4-1 et dans le respect du secret médical, **d'un dossier médical partagé.** (CSP L 1111-14).

Dénommé avant 2015 dossier médical personnel, le dossier médical partagé est un carnet de santé numérique qui a pour but de conserver, sécuriser et mettre à disposition des professionnels de santé, avec l'accord préalable du patient, des informations médicales le concernant (antécédents médicaux, résultats de laboratoire d'analyses, imagerie, traitements en cours) en provenance d'autres professionnels de santé (généralistes, spécialistes, personnel infirmier ou hospitalier) définissant un profil médical de chaque patient.

[47] *Echanges et partage d'informations au sein de l'équipe de soins prenant en charge une personne*. CNOM. Février 2017

C'est un projet public lancé en France par le ministère de la Santé, **loi 2004-810 du 13 août 2004** relative à l'assurance maladie visant à ce que chaque Français dispose **d'un dossier médical informatisé** reprenant toutes les données médicales du patient. Il permet de les partager avec les professionnels de santé de son choix, qui en ont besoin pour le soigner.

Il est officiellement disponible pour tous depuis le 6 novembre 2018 à la suite d'une annonce de la ministre de la Santé, Agnès Buzyn.

La loi relative à l'organisation et à la transformation du système de santé prévoit **l'ouverture automatique** du dossier médical partagé pour les personnes nées après juin 2021 et sa consultation par les professionnels de la santé du travail.

Le DMP relève du secret médical. Il appartient au patient et lui seul autorise les professionnels de santé (médecin traitant, infirmier, pharmacien...) à le consulter et chacun en fonction de leur profession et de leur spécialité.

Le médecin traitant dispose cependant de droits particuliers : il peut accéder à l'ensemble des informations qui y sont regroupées, même celles qui ont été masquées par le patient.

Le DMP n'est pas obligatoire et n'a aucun impact sur les remboursements.

Autres garanties : À tout moment, le patient peut mettre fin à l'autorisation d'accès d'un professionnel de santé (sauf le médecin traitant qui a toujours accès à toutes les données) ; fermer son DMP (les données seront alors conservées pendant 10 ans) ; demander une copie de son dossier médical partagé sur support papier ou en version dématérialisée sur CD.

Ni la médecine du travail, ni les mutuelles et assurances, ni les banques, ni l'employeur ne peuvent accéder au dossier médical partagé. Enfin, tout accès à votre DMP par un professionnel de santé non autorisé **constituerait un délit passible d'une peine d'emprisonnement et d'une amende.**

Réflexions sur le secret Le DMP première manière était *personnel,* il était le dossier médical du patient et le médecin traitant en était le dépositaire et le nourrissait, les données de santé étaient garanties par l'ASIP. En devenant *partagé,* il est confié à la CNAM dont le budget est considérablement supérieur et qui va y adjoindre les données de remboursement. *La caisse* *nationale de l'assurance maladie assure la conception, la mise en œuvre et l'administration du dossier médical partagé (*CSP L 1111-14).

Des services développés pour favoriser la prévention et fluidifier les parcours, les services de retour à domicile, les services procurant une aide à l'orientation et à l'évaluation de la qualité des soins, les services visant à informer les usagers sur l'offre de soins et sur les droits auxquels ils pourront prétendre ainsi que toute application numérique de santé référencés.

Un dossier médical partagé sera automatiquement ouvert à toute personne née à compter du 1er juillet 2021.

La TELEMEDECINE se veut outil facilitant

Celle-ci doit venir faciliter la relation du patient avec un praticien, pour autant que celui-là dispose des outils nécessaires pour le transport des informations et que le réseau de couverture soit pertinent, et l'on sait que, c'est là où il est défaillant, les zones écartées, que justement le besoin s'en fera le plus sentir.

Il s'agit bien entendu de la téléconsultation qui permet au patient d'être en rapport télévisuel avec un médecin connu ou inconnu, seul ou en présence d'un autre professionnel de santé.

Mais il peut aussi s'agir de télésurveillance qui permet sur le lieu de vie du patient à un professionnel médical d'interpréter à distance des données recueillies.

Elle sera particulièrement utilisée pour les personnes en ALD, se situant en établissement de santé, en structure médico-sociale ou à leur domicile.

De même la téléassistance médicale aura pour objet de permettre à un professionnel médical d'assister à distance un autre professionnel de santé au cours de la réalisation d'un acte.

Quant à la régulation médicale elle est déjà la réponse médicale apportée dans le cadre de l'activité des centres 15.

Malgré une présence médicale nombreuse l'accès aux soins se détériore pour une partie de la population trop nombreuse et bien entendu la plus fragile.

Ainsi constate-t-on des renoncements aux soins croissants le plus souvent pour des raisons financières et dont les dépassements d'honoraires sont fréquemment la cause.

LES RENONCEMENTS AUX SOINS

Une personne renonce aux soins si elle abandonne la poursuite d'un objectif visant à soigner et recouvrer sa santé. Elle renonce à un soin spécifique, si elle abandonne la démarche d'obtention ou l'usage de ce soin (bien ou service/curatif ou préventif). [48] Il est aussi souvent entendu comme l'abandon d'un soin conforme à la norme médicale. Le reste à charge des dépenses fait qu'une croissante partie de la population, la plus pauvre, doive renoncer à recourir à des soins médicaux ou dentaires nécessaires ou à des appareillages auditifs ou visuels du simple fait du reste à charge insupportable. L'importance et la fréquence de ces renoncements peuvent amener à douter du pacte social et à s'interroger sur la réalité de l'accès aux soins pour les plus fragiles d'entre nous.

Les multiples causes du renoncement aux soins [49]

Elles sont de différentes natures. Elles peuvent être liées à l'organisation du système de soins lui-même (répartition géographique et densité de l'offre de soins) ou à des contraintes individuelles (financières, sociales et culturelles). On parle dans ces situations de « renoncement-barrière ». Le renoncement peut aussi relever d'une défiance vis-à-vis de la médecine traditionnelle ou d'un désintérêt pour sa santé, par exemple.

L'individu fait alors face à un « renoncement-refus » (Després et al., 2011). Dans le cadre d'enquêtes, il n'est pas toujours aisé d'identifier le principal motif de renoncement, différentes dimensions étant parfois imbriquées les unes aux

---

[48] Définition selon Caroline Despres. Renoncement aux soins pour raisons financières DREES. Mars 2012 page 175

[49] DREES. 2020

autres. Cependant, **le renoncement aux soins pour raisons financières est la principale raison** évoquée lorsque l'on interroge des personnes [50]

L'accessibilité financière des soins dépend de plusieurs paramètres : le coût des soins, leur remboursement par l'assurance maladie obligatoire, le fait de bénéficier d'une assurance complémentaire, le niveau de couverture de celle-ci, la possibilité d'avancer les frais et le niveau de revenu en général. Le renoncement aux soins de santé dépend également de facteurs spatio-temporels, tels que l'éloignement des médecins ou leurs délais d'attente, traduisant un déséquilibre entre demande de soins et offre. Les recherches sur l'impact de l'éloignement géographique sur la consommation de soins de santé montrent que les taux de recours aux services de santé sont plus bas lorsque la distance augmente.

D'autres facteurs peuvent être également source de renoncement, tels que le manque de temps, la peur du médecin, le fait d'attendre *que ça passe* ou de ne pas connaître de bons médecins, ou encore la distance sociale et culturelle à l'égard du système de soins.

Leur nombre est en effet important. L'enquête de l'assurance maladie l'a confirmé : un quart des assurés sociaux **(26,5 %)** avaient renoncé à se faire soigner en 2016, selon l'Observatoire des non-recours aux droits et services (Odenore). Environ **39 %** des assurés interrogés font une croix sur des prothèses dentaires (sans plafond tarifaire jusqu'en 2017), **34 %** sur des soins dentaires conservateurs (des tarifs pourtant régulés). Viennent ensuite les consultations de spécialistes, l'ophtalmologie et les lunettes.

Les patients évoquent avant tout des problèmes financiers : A **59 %** le reste à charge trop élevé et à **32 %** l'avance de frais impossible. Les délais de rendez-vous trop longs ou le manque de disponibilité des médecins ne sont mis en avant que dans respectivement **12 %** et **11 %** des cas.

---

[50] Revil. Dans *Regards*.2018/1. No.53

Près de **80 %** sont des renonceurs qui sont pourtant couverts par une complémentaire santé. Un sur cinq bénéficie de la couverture maladie universelle complémentaire, qui protège assez bien contre le risque financier des soins. Les gros bataillons de *renonceurs* sont plutôt des gens qui auraient droit à une aide de la complémentaire santé (ACS), mais qui ne s'en servent pas.

Il y a la Sécurité sociale, les filets de sécurité comme l'ACS (réformée en 2015) ou la CMU, les contrats collectifs devenus obligatoires en entreprise, le tiers payant (en cours de généralisation). Mais cela ne suffit visiblement pas. Avec des conséquences lourdes : le renoncement aux soins entraîne des dépenses hospitalières, des arrêts de travail et mine le pacte social.

Les soins dentaires et optiques font de loin l'objet des taux de renoncement les plus élevés. En France, les soins dentaires ne sont pas tous soumis aux mêmes règles d'encadrement des tarifs par l'assurance maladie. Si les soins dentaires conservateurs et chirurgicaux font l'objet de tarifs conventionnels que doivent respecter les professionnels, en revanche ces derniers se sont autorisés à pratiquer des dépassements sur certains actes à tarifs dits « de responsabilité » tels que les soins prothétiques (couronnes, bridges), voire des tarifs libres pour les implants dentaires notamment. Ainsi, en 2013, un peu plus de **53 %** des honoraires des dentistes provenaient de ces dépassements (Comptes de la santé, 2013). Au plan macroéconomique, en 2013, sur **10,6** milliards d'euros de dépenses dentaires, la Sécurité sociale en a financé **32 %**, les organismes complémentaires **39 %** et les ménages **25 %**, soit **2,7** milliards d'euros de restes à charge supportés directement par les ménages.

Ensuite viennent **l'ophtalmologie et les achats d'optique** auxquels **20,4 %** et **18,7 %** des *renonçeurs* disent respectivement ne pas avoir accès. Les consultations chez un spécialiste sont quant à elles déclarées comme renoncées par **14,3 %** de l'ensemble des renonçeurs. La part de personnes en renoncement à des consultations chez un généraliste, actuellement ou dans l'année qui vient de s'écouler (2015), est proche : **13,3 %.** On peut souligner que **17,5 %** des femmes *renonçantes* déclarent renoncer actuellement ou avoir renoncé à des consultations ou à des **soins gynécologiques** au cours des douze derniers mois. Il est également intéressant de noter que **8,3 %** des personnes repérées en renoncement dans le cadre de ce diagnostic ont parlé **d'actes chirurgicaux** non satisfaits.

LES DÉPASSEMENTS D'HONORAIRES MÉDICAUX

Comme leur nom l'indique, les dépassements sont des sommes supérieures aux tarifs conventionnels fixés par l'assurance maladie. En France, cette référence détermine le montant d'une consultation ou d'un acte médical, à condition que le praticien soit conventionné en secteur I.

Rappel chronologique : La loi du **19/10/1945** met en place un conventionnement dans chaque département entre l'assurance maladie et les syndicats médicaux libéraux visant à encadrer les dépassements d'honoraires et à asseoir les bases de leur remboursement. La convention de **1971** devient nationale. Elle fixe un tarif unique des actes des médecins et des professionnels de santé permettant un accès au soin du plus grand nombre.

Dès **1980** est instaurée l'autorisation de dépassements d'honoraires avec la création des 3 secteurs, pour rappel, le secteur **I** sans dépassement, le secteur **2** permettant les dépassements, et le secteur **3** à honoraires libres, mais ce dernier sans quasiment aucun remboursement (tarif d'autorité). Le succès est massif et nombre de praticiens optent pour ce secteur 2 autorisant les dépassements, spécialistes comme généralistes, argumentant pour les uns de consultations plus longues ou de loyers prohibitifs en grandes villes, pour les autres de l'amortissement de techniques plus coûteuses. Il faut rappeler qu'à cette période le nombre de médecins et d'étudiants en médecine s'est considérablement accru et que depuis 1972 un numerus clausus avait été mis en place pour limiter le nombre de médecins dans l'hexagone.

En **1990** l'accès au droit à dépassement est fortement limité. Il est limité aux médecins anciens chefs de clinique ou anciens assistants des hôpitaux et donc fermé aux médecins généralistes, qui n'y peuvent accéder que par le biais du secteur I avec droit permanent à dépassement (DPP) qui ne leur est octroyé qu'avec parcimonie par décision de la CPAM. Avec le temps qui passe, les généralistes de secteur 2 vieillissent et se raréfient et sont le plus souvent des MEP. Ce qui fait qu'il ne subsiste pratiquement plus à terme de généralistes dépasseurs.

Le secteur 2, marqueur de la hiérarchie socio médicale *: Il est en effet devenu une zone réservée aux médecins "titrés". Le titre est le marqueur de la hiérarchie socio médicale, le marqueur signifiant évolue, de l'externe à l'interne, le niveau minimum est actuellement fixé au niveau du chef de clinique hospitalier* [51]. Il est à noter que tous les jeunes diplômés pouvant y prétendre le revendiquent. La raréfaction aujourd'hui de nombreuses spécialités aboutit à voir croitre les demandes de dépassements par simple effet d'aubaine. De plus, l'appétence des jeunes diplômés pour les spécialités les plus rémunératrices ne se dément pas d'année en année. Voir tableau page 34.

En **2012** apparaît le Contrat d'accès aux soins (CAS), contrat qui devient, Option Pratique tarifaire maitrisée (OPTAM) dans la convention 2016. Devant la croissance constante de ces dépassements, l'assurance maladie propose aux praticiens de secteur 2 notamment chirurgiens et obstétriciens une modération de leurs dépassements (JO du 6/12/12.) En échange d'une participation de la Caisse aux charges sociales du praticien, portant sur sa pratique sans dépassement, d'une majoration de certains actes et d'un taux de remboursement accru du patient, le médecin s'engage à limiter ses dépassements en nombre (**30 %** d'actes en secteur I) et à les plafonner en niveau (**100 %** du secteur I).

La CNAM [52] constate suite à ces contrats que globalement, pour l'ensemble des médecins et pour l'ensemble des actes (actes cliniques, comme les consultations et actes techniques qui impliquent un examen ou la pratique d'une procédure médicale comme par exemple, une échographie abdominale), le taux de dépassement continue de baisser en 2016 pour atteindre **51,9 %** chez tous les médecins exerçant en secteur 2 et **52,5 %** chez les seuls médecins spécialistes (hors médecine générale). Inversement, la part d'actes réalisés à tarifs opposables (i.e. sans dépassement) témoigne également d'une évolution

---

[51] Claude Leicher Président de MG France le 13/07/2012 dans l'OBS
[52] Ameli.fr dossier de presse du 29 novembre 2017

favorable avec une tendance à la hausse continue (+5,4 points depuis 2011). Parmi les spécialités qui dépassent le plus, on trouve les gynécologues médicaux, avec des consultations en moyenne 98,2 % plus chères (contre **70,8 %** chez les gynécologues obstétriciens), puis les gériatres + **92,9 %**. Enfin, les psychiatres arrivent sur la troisième marche du podium + **73,2 %.**

Il n'en demeure pas moins qu'en 2016, les dépassements d'honoraires sont estimés à **2,66 Mds** d'euros dont **2,45** Mds pour les seuls spécialistes (entendre les non généralistes) Selon le rapporteur de la Cour des comptes (*rapport 2017 sur l'avenir de l'assurance maladie*) ces dépassements seraient de plus en plus nombreux et onéreux. Si la Cour note une diminution du nombre de médecins généralistes pratiquant les dépassements d'honoraires (**8,7 %** en 2015 contre **16 %** en 1985) (et on a expliqué pourquoi par simple effet mécanique) elle regrette en revanche que la situation soit radicalement différente en ce qui concerne les spécialistes (non généralistes). En 2015, **45 %** d'entre eux exerçaient en secteur 2 contre **30 %** en 1985. Et le taux moyen de dépassements a augmenté, passant de **23 %** en 1985 à **56 %** en 2013.

La situation serait particulièrement préoccupante pour les chirurgiens-dentistes – où les dépassements seraient de l'ordre de 4,8 milliards d'euros – les chirurgiens qui exercent en secteur 2 pour **81 %** d'entre eux, les gynécologues obstétriciens (**67 %** en secteur 2) et les ophtalmologues (**57 %**). Dans les cliniques, plus de **40 %** des séjours donneraient lieu à des dépassements d'honoraires en 2015, avec des disparités importantes entre zones rurales et zones urbaines. La Cour établit aussi que le nombre de médecins hospitaliers qui pratiquent des dépassements est en nette augmentation depuis dix ans.

Au total : si le taux moyen des dépassements d'honoraires semble baisser, les dépenses qu'ils représentent pour les patients ne font qu'augmenter (ou leurs mutuelles s'ils en ont une). De beaucoup : + 2,66 milliards d'euros en 2016. La raison ? La hausse du nombre de médecins inscrits en secteur **2** toujours plus nombreux. La baisse que pointe la CNAM s'expliquerait moins par la diminution du taux moyen de dépassement d'honoraires que par l'augmentation du nombre d'actes au tarif sécurité sociale imposée aux médecins contractants. Le poids des dépassements dans le reste à charge des ménages reste donc préoccupant et pas seulement sur le plan comptable.

CONCLUSION

UN CHOIX POUR LES PATIENTS

Pour que chacun puisse trouver à proximité raisonnable, son bassin de vie, les soins nécessités par son état de santé, que disparaissent les refus de soin et les déserts médicaux, que les services d'urgence fonctionnent correctement, il est nécessaire on l'a vu et démontré que la présence médicale soit fortement accrue.

MESURER L'IMPORTANCE DES BESOINS.

S'il est vrai que **le nombre de médecins n'a jamais été aussi important** : plus de 300 000 au 1er. Janvier 2019 [53] il n'en est pas moins vrai que le manque de présences médicales est avéré tant en métropole qu'en ultra marin.

Certes les **déserts médicaux** se retrouvent bien sûr dans ces zones rurales éloignées qui perdent leurs populations et cumulent les difficultés : plus d'école, de poste, de boulanger et de café sans compter les zones blanches en télétransmissions et pour lesquelles certains prônent de supprimer la liberté d'installation des jeunes diplômés.

Mais il est vrai aussi que **les banlieues des grandes villes** et même Paris intramuros sont en manque de médecins généralistes comme on l'a vu et que **les services d'urgence** sont ainsi amenés à prendre en charge indument des besoins qui n'ont pas de caractère d'urgence ou qui le deviennent par carence de prise en charge initiale.

Les difficultés existent aussi pour la plupart des autres spécialités tant médicales que chirurgicales avec des délais de rendez-vous qui défient parfois l'entendement ou les exigences médicales aboutissant à de nombreux abandons de soins nécessaires et par effet d'aubaine à des dépassements qu'on peut juger illégitimes.

---

[53] Selon le CNOM.

Les besoins sont en effet considérables, jugeons plutôt :

– en deux générations la durée d'études en médecine a presque doublé et **la durée de carrière s'est raccourcie de sept années au moins.** La carrière moyenne est passée de **40 ans** (de 25 à 65 ans et souvent plus) versus **33 ans** aujourd'hui (de 32 ans, âge moyen d'installation, à 65 ans, âge de la retraite) soit **un déficit moyen de 7 années de carrière par médecin** qui n'a pas été compensé spécifiquement par un accroissement anticipé du recrutement. C'est presque **une carrière en moins sur cinq.**

– On n'a pas encore pris en compte le **souhait majoritaire du salariat**, qu'il soit dû à la féminisation devenant majoritaire ou à une aspiration de vie de tous, moins professionnelle ; il faut assumer qu'entre la semaine de **35 heures** et celle de **50 heures** au moins actuellement fournie par les généralistes libéraux il conviendrait d'accroitre les effectifs de moitié, soit **40 à 50 %** ce qui non plus n'a pas été encore anticipé.

– Par ailleurs, il est répété à chaque choix d'ECN, année après année, que nombre de postes d'internes en médecine générale ne sont pas pourvus (sauf pour le recrutement de 2019, c'est à souligner.) Depuis 10 ans on perd **1000 généralistes par an** écrit l'Ordre des médecins en 2019.

– Si l'on ajoute que le nombre de retraités s'accroît de plus en plus et chacun pour plus longtemps et plus à même de consulter dans une population passée de **50 à 67 millions en deux générations.** Et pourtant le nombre de généralistes va encore diminuer pendant quelques années jusqu'en 2025, moins d'un sur quatre actifs [54], mais sans que pour autant les jeunes aient une furieuse envie d'exercer en libéral et dans ces territoires. Il n'est pas évident que la spécialisation de la médecine générale en ait profondément accru l'attrait.

Au total il apparait évident que les besoins vont nécessiter un accroissement considérable des professionnels médicaux et aussi bien des professionnels de santé.

[54] Atlas démographique du CNOM. 2019.

LE MAILLAGE EFFICIENT DU PREMIER RECOURS sur l'ensemble du territoire par **un médecin traitant** pour tous ceux qui le souhaitent va nécessiter d'accroitre considérablement le nombre de **maisons médicales** [55] géographiquement centrées, elles étaient 1617 en service et 451 en projet dès juillet 2020 d'après la CNAM, et de les peupler de suffisamment de praticien(ne)s.

Peut-on attendre que la trop lente croissance des diplômes y arrive seule au fil des prochaines décennies en s'aidant des apports de la télémédecine ? Cela paraît dangereux tant sur le plan sanitaire que social.

Faut-il continuer à puiser dans les autres pays de l'UE ou d'ailleurs des médecins à diplômes étrangers dont certains français éliminés par la sélection de nos facultés de médecine et d'autres formés aux frais de leur propre pays ?

Est-il permis de penser que les nouveaux prescripteurs occasionnels ou structurels, professionnels de santé, pharmaciens et autres délégations de tâches vont permettre de pallier les carences de médecins traitants ? On peut sans aucun doute penser qu'un service sera rendu mais sera-t-il à l'aune des besoins ?

Peut-on pour autant rééditer l'opération des officiers de santé en détournant le statut récent de pratique avancée jusque-là délégation de tâches sous la supervision d'un médecin par création de sous- médecins à bac + 5 ou 6 pour des sous-populations (rurales âgées ou rurbaines *sensibles*) ? La République ne saurait s'en satisfaire non plus que les engagements européens. Sans parler des délais de formation et des couts des formateurs.

Faudra t'il aussi revenir sur la liberté d'installation des diplômé(e)s ? Ne serait-ce que pour animer des maisons

[55] Etablissements regroupant en un même lieu une équipe pluridisciplinaire de médecins et professionnels de santé avec et si possible une pharmacie.

médicales de secteurs non pourvus en médecins traitants ? On a vu les problèmes difficiles soulevés.

Quelles que soient les choix que les pouvoirs publics adopteront, l'urgence est **de fournir un médecin traitant** aux 7 millions de personnes qui sur le territoire de la République en sont présentement dépourvues à leur corps défendant et qui vont devenir encore plus nombreux ces années prochaines.

Quant aux autres spécialités courues ou répudiées lors des choix, il faut surement prioriser celles cliniques, qui prennent en charge des malades de premier ou deuxième recours avec l'aide croissante des pratiques avancées délégataires. C'est un rude effort.

L'effort financier et socioculturel on le conçoit est considérable. Est-il envisageable et à quelles conditions ? C'est au peuple de se prononcer sur les choix de société de demain.

ABREVIATIONS UTILISEES

ACS Aide complémentaire santé
ALD Affection de longue durée
AME Aide Médicale d'Etat
AMM Autorisation de mise sur le marché
ANEMF Association des étudiants en médecine de France
ARS Agence régionale de santé
B Lettre clé de biologie
C Lettre clé de consultation
CAS contrat d'accès aux soins
CD conseil départemental de l'ordre des médecins
CDM Code de déontologie médicale
CHU Centre hospitalier universitaire
CMU Couverture maladie universelle
CNAM Caisse nationale d'assurance maladie
CNCE Comité national consultatif d'éthique
CNOM Conseil national de l'ordre des médecins
CP Code pénal
CPAM Caisse primaire de sécurité sociale
CPS Carte de professionnel de santé
CRIP Cellule de recueil et d'évaluation d'information préoccupante
CSP Code de santé publique
DES Diplôme d'études spécialisées
DMP Dossier médical partagé ex-dossier médical personnel
DREES Direction recherches, études, évaluations et statistiques
ECN Examen classant national
EHPAD Etablissement hospitalier pour personne dépendante
IA Intelligence artificielle
IPA Infirmière en pratique avancée
IVG interruption volontaire de grossesse
MAC Médecine alternative complémentaire
MEP Mode d'exercice particulier
MICA Mécanisme d'incitation à la cessation d'activité

Miviludes Mission interministérielle de vigilance et de lutte contre les dérives sectaires

MST Maladie sexuellement transmissible
OCDE Organisation de coopération et développement économique
OMS Organisation mondiale de la santé
ONG Organisation non gouvernementale
OPTAM Option de pratique tarifaire maitrisée
PACES Première année du premier cycle des études en santé
PLFSS Projet de loi de financement de sécurité sociale
RPPS
SAMU Service d'aide à la médecine d'urgence
SEL Société d'exercice libéral
SCI Société civile immobilière
SCM Société civile de moyens
SCP Société civile professionnelle
UE Union européenne
URSSAF Union de recouvrement des cotisations
VIH Virus d'immunodéficience humaine
Z Lettre clé de radiologie

BIBLIOGRAPHIE

AMELI.fr pour de nombreuses citations.

ATLAS DEMOGRAPHIQUES du CNOM des années 2012 à 2020.

BERLAND (Y), *Le transfert de tâches et de compétences.* La documentation française. oct. 2003.
Du même : *Expérimentations de coopération et de délégations de tâches solidarité.* santé-gouv. Juin 2006.

DUPONT (Marc), BERGOIGNAN-ESPER(Claudine), PAIRE (Christian), *Droit hospitalier*, Dalloz, 3e édition, 2001.

LUIGI (R..), *Médecines alternatives et complémentaires.* Rapport de session CNOM. Avril 2013.

MEMETEAU (G.). Cours de droit médical. 3ème édition. Bordeaux LEH édition 2006.

MIVILUDES *rapport 2016.*

MORNAT (J.), *Mémento d'exercice médical*, Bordeaux LEH édition 2017.

MORNAT (J.) *Argent et Médecine*. L'Harmattan. Mai 1019.

POUILLARD (J.) *L'automédication*. Rapport de session. CNOM. Février 2001.
VILLEY (R.). *Histoire du secret médical.* **Seghers.** 1986.

TABLE DES MATIERES

Structures éditoriales du groupe L'Harmattan

L'Harmattan Italie
Via degli Artisti, 15
10124 Torino
harmattan.italia@gmail.com

L'Harmattan Hongrie
Kossuth l. u. 14-16.
1053 Budapest
harmattan@harmattan.hu

L'Harmattan Sénégal
10 VDN en face Mermoz
BP 45034 Dakar-Fann
senharmattan@gmail.com

L'Harmattan Cameroun
TSINGA/FECAFOOT
BP 11486 Yaoundé
inkoukam@gmail.com

L'Harmattan Burkina Faso
Achille Somé – tengnule@hotmail.fr

L'Harmattan Guinée
Almamya, rue KA 028 OKB Agency
BP 3470 Conakry
harmattanguinee@yahoo.fr

L'Harmattan RDC
185, avenue Nyangwe
Commune de Lingwala – Kinshasa
matangilamusadila@yahoo.fr

L'Harmattan Congo
67, boulevard Denis-Sassou-N'Guesso
BP 2874 Brazzaville
harmattan.congo@yahoo.fr

L'Harmattan Mali
ACI 2000 - Immeuble Mgr Jean Marie Cisse
Bureau 10
BP 145 Bamako-Mali
mali@harmattan.fr

L'Harmattan Togo
Djidjole – Lomé
Maison Amela
face EPP BATOME
ddamela@aol.com

L'Harmattan Côte d'Ivoire
Résidence Karl – Cité des Arts
Abidjan-Cocody
03 BP 1588 Abidjan
espace_harmattan.ci@hotmail.fr

Nos librairies en France

Librairie internationale
16, rue des Écoles
75005 Paris
librairie.internationale@harmattan.fr
01 40 46 79 11
www.librairieharmattan.com

Librairie des savoirs
21, rue des Écoles
75005 Paris
librairie.sh@harmattan.fr
01 46 34 13 71
www.librairieharmattansh.com

Librairie Le Lucernaire
53, rue Notre-Dame-des-Champs
75006 Paris
librairie@lucernaire.fr
01 42 22 67 13

www.ingramcontent.com/pod-product-compliance
Lightning Source LLC
LaVergne TN
LVHW051406061026
849535LV00009B/3397
* 9 7 8 2 3 4 3 2 3 5 3 1 8 *